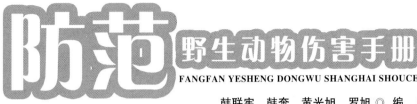

防范 野生动物伤害手册

FANGFAN YESHENG DONGWU SHANGHAI SHOUCE

韩联宪 韩奔 黄光旭 罗旭 ◎ 编 著

U0209555

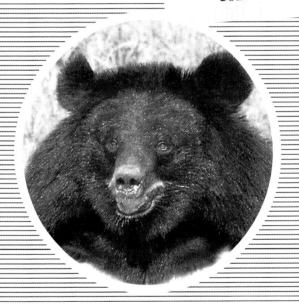

云南出版集团公司

云南科技出版社

图书在版编目（CIP）数据

防范野生动物伤害手册／韩联宪等编著.--昆明：
云南科技出版社，2018.4（2022.10重印）
ISBN 978-7-5587-1306-4

Ⅰ.①防… Ⅱ.①韩… Ⅲ.①野生动物—袭击—安全
教育—手册②野生动物—毒液—中毒—防治—手册—Ⅳ.
①X956-62②R595.8-62

中国版本图书馆 CIP 数据核字（2018）第 084439 号

防范野生动物伤害手册

韩联宪　韩　奔　黄光旭　罗　旭　编著

责任编辑：杨小彤
　　　　　胡凤丽
　　　　　叶佳林
封面设计：三人禾文化
责任校对：张舒园
责任印制：翟　苑

书　号：ISBN 978-7-5587-1306-4
印　刷：昆明木行印刷有限公司印刷
开　本：889mm×1194mm　1/32
印　张：4
彩　插：28
字　数：120 千字
版　次：2018 年 6 月第 1 版
印　次：2022 年 10 月第 2 次印刷
印　数：3031～8000册
定　价：50.00 元

出版发行：云南出版集团　云南科技出版社
地　　址：昆明市环城西路 609 号
电　　话：0871-64190886

编 写 分 工

文字编写：韩联宪　韩　奔　罗　旭
案例收集：韩联宪　韩　奔　黄光旭
资料录入：杨亚非　高　歌　李万德
照片提供：王巧燕　韩　奔　侯　勉　张　亮
　　　　　黄光旭　李金荣　甘忠莉　肖　宇
　　　　　李　扬　李奇生　韩联宪

致 谢

《防范野生动物伤害手册》的编写出版，得到云南省林业厅野生动植物和自然保护区管理处 2017 年度的经费资助。黄冠中、王疆评、孙傅平三位同学在早期调研工作中协助资料收集，北京师范大学冯利民博士提供了防范野象的部分文字材料和经验，特此一并表示衷心感谢。

前　言

　　人类进入现代文明社会后，地球人口爆炸式增长，城镇建设、农业耕作和畜牧业占用大量的自然生境，道路纵横交错，将动物栖息空间分割成大大小小的斑块，人类捕猎动物和采集植物的活动空间不断拓展，规模和强度持续扩大，导致野生动物赖以生存的栖息空间和食物急剧减少，野生动物与人类争夺有限的食物资源和生存空间的矛盾日益突出，冲突频频发生。在全球各地，特别是经济不发达国家的偏远山区，人与野生动物的冲突，是近年来自然保护领域十分突出的问题。

　　中国近年来随着野生动物栖息地的减少，人类采集林下产品的强度和规模持续加大，加之保护野生动物的措施力度不断强化，部分种类的野生动物种群数量出现增长，野生动物肇事频繁发生，野生动物与人类的冲突愈演愈烈。以云南为例，亚洲象、黑熊、野猪等野生动物取食庄稼、捕杀家畜、攻击村民，造成严重的经济损失，导致人员伤亡，尤其是亚洲象和黑熊肇事案件有增无减。此外，毒蛇咬伤村民，毒蜂袭击村民的事件也多次发生。

分析野生动物与人发生冲突的案例，除少数案例无法避免，大多数案例是可以避免的。但由于群众对亚洲象、黑熊、野猪、毒蛇的生态习性不了解，缺少安全意识，疏于主动防范。与野生动物遭遇时，应对措施不当，结果导致惨剧发生。

因此，普及防范野生动物伤害的科学知识，帮助基层林业局、自然保护区工作人员和山区村民了解野生动物的行为知识，提高主动防范意识。在野外遭遇这些可能攻击人的动物时，能够采取正确的防范措施，避免遭到伤害或尽量减少伤害程度，是我们编写《防范野生动物伤害手册》的目的。

由于野生动物与人的冲突是中国近年出现的新问题，学者调查研究不多，缺少相关资料。本手册部分资料来源于外文文献和国际网站，部分资料来源于研究亚洲象的科研工作者，以及云南当地老百姓的知识和经验，因此，可能有不妥当之处。希望读者多提宝贵意见，以便将来修改完善。

韩联宪
2018 年 2 月 21 日于西南林业大学校园

目　录

第一章　防范熊类伤害

熊作为大型食肉动物，在中国西南山地的人与野生动物冲突中，具有分布范围广、肇事案例多的特点。熊攻击人类、捕食家畜、取食庄稼，造成十分严重的人员伤害和经济损失。从事放牧、农业生产、采集非木材林产品、户外徒步、露营时，应对熊小心提防，避免与熊发生正面冲突，需要了解和掌握防范熊类伤害的知识。

一、黑熊的生存与保护现状

黑熊被列入国家Ⅱ级重点保护动物，濒危动植物国际贸易公约（CITES）将其列入附录Ⅰ，禁止国际间商业贸易，国际自然与自然资源保护联盟（IUCN）受胁物种红色名录，将黑熊定为易危（VU）级受胁物种。学者估计中国黑熊的野生种群为12000～18000头，乐观估计不超过2万头。1979～1984年间，中国出口到日本的熊胆，需要猎杀4.7万只黑熊，这还不包括国内市场消耗熊胆猎杀的黑熊数量，黑熊受到的猎捕压力由此可见一斑。

20世纪80年代，朝鲜人发明活熊取胆后，这种技术短时间内得到狂热追捧和运用。亚洲黑熊主要分布于中国。那个时期大批野生黑熊，特别是幼仔被人类捕获饲养，很多黑熊死于引流手术感染或饲养不当，而侥幸生存下来的黑熊，在狭小的饲养笼中受尽折磨，在痛苦中耗尽生命，悲惨死去。

活熊取胆遭到国际社会的激烈批评和诟病，后来政府主管部门禁止养熊提取胆汁，并加强了熊类的保护，黑熊的种群数量开始有了缓慢的恢复。

二、熊 的 基 础 知 识

1. 熊的种类

熊在动物分类系统中隶属哺乳纲食肉目熊科，全球共有 6 属 6 种，分别为棕熊、亚洲黑熊、美洲黑熊、北极熊、懒熊、马来熊、眼镜熊。中国有亚洲黑熊、棕熊和马来熊 3 种。熊类的起源和食肉目其他各科动物相比发生最晚。一般认为，熊类是在中新世由熊形类古动物（Arctoidea）分化而出，中新世后期的半犬（Hemicyon）很可能是现代熊的祖型，黑熊属最早从棕熊属中分出。

（1）亚洲黑熊（*Ursus thibetanus*）

为便于记述，本书将亚洲黑熊简称为黑熊。该种分布于亚洲大陆东部及其邻近岛屿，分布跨东洋界和古北界。因地理分布和栖息生境差异，中国的黑熊分化为指名亚种、喜马拉雅亚种、四川亚种、台湾亚种和东北亚种。

体形健壮肥硕，四肢粗短，胸部具白色或黄白色的"V"形宽斑。耳大眼小，鼻端裸露，颈部粗短，通体具蓬松黑色长毛。头骨长度居于棕熊与马来熊之间。吻鼻短，脑颅长，顶骨宽，颧弓弱。肩不十分隆起，臀部滚圆，尾甚短。前足宽短，具强健锐利的弯爪，后足似人脚，爪较弱，掌裸出。体长 120~180 厘米，肩高 80~110 厘米，尾长 6.5~16 厘米。公熊体重 110~250 千克，母熊体重 65~125 千克。分布于中国大部分地区。黑熊以黑色个体最多，也有白化变异，还常会有一些个体皮毛呈棕褐色。

（2）马来熊（*Helarctos malayanus*）

体形最小的熊。通体被黑褐色短毛，头部宽圆，吻部较短，眼和耳较小，尾甚短隐于臀毛中，胸部具形状多变的白色或橘黄色的"U"形斑。体长 100~140 厘米；尾长 3~7 厘米，肩高 70 厘米，体重 27~65 千克。马来熊在中国仅分布于云南南部和西南部。

（3）棕熊（*Ursus arctos*）

中国熊类中体形最大者，外貌粗壮强健，头部宽圆，吻部较长，眼较小，耳大而圆，具黑褐色长毛。肩部明显隆起，尾甚短，常隐于臀毛中。体毛颜色变异较大，有棕红、棕褐和棕黑等不同体色。胸部至前肩有一宽白纹。四肢粗壮，足垫裸露厚实，跖垫与趾垫间有短毛相隔。体长 170~210 厘米，美洲的棕熊体长有 280 厘米的记录，尾长 6~21 厘米。公熊体重 135~450 千克，母熊体重 95~205 千克。在中国分布于青藏高原和东北地区。

2. 熊的栖息环境与生活习性

（1）熊的栖息生境

黑熊生活环境类型多样，适应能力很强。任何环境只要有树、有水、有食物，黑熊均能生存。在中国，黑熊主要在森林中栖息，营半树栖生活，栖息于阔叶林和针阔混交林。南方的热带雨林、亚热带常绿阔叶林和东北的柞树林都是它们的栖息地。黑熊多在海拔数百米至 2800 米的山地活动，在喜马拉雅山脉和横断山地区，海拔 3000~4000 米的山地针叶林地带，也是黑熊的活动范围。栖息于高山地区的黑熊，春季和入冬前有垂直迁移现象，夏季登至高山，冬时下到低处。

黑熊活动范围的面积变化较大，依据美国学者对美洲黑熊的研究，其活动范围从几十平方千米到 260 平方千米，甚至更大，最大的活动范围达到 650 平方千米。母熊的活动范围通常比公熊小，从十几平方千米到 207 平方千米不等。雌性小熊断奶离开母熊后，常被允许在母熊领地范围附近活动，公熊则要游荡几百千米，寻找新的属于自己的领地。繁殖季节，公熊会与尽可能多的母熊交配。寻找配偶的活动范围幅度从 20~650 平方千米。由于不同个体的黑熊活动范围彼此重叠，因此它们采用优势领先原则维持秩序。个体小体重轻的黑熊遇到个体大体重大的位于顶级的黑熊，会主动躲避。

熊是现生陆地食肉动物中体形最大的动物。黑熊的体重依据季节更替，变化很大。公熊通常比母熊重 1/3，3 岁的黑熊体重能达到 82~136 千克，4 岁的青年黑熊全长 100 厘米左右。世界上最重的美洲黑熊是一头 10 岁公熊，1998 年在美国北卡罗来纳州被汽车撞死，体重 400 千克。2001 年在加拿大记录的另一只美洲黑熊，体重达 388 千克。

（2）黑熊的寿命与繁殖行为

黑熊的平均寿命约为 18 岁，依地区有差异。有些个体能活到 25 岁或更长。饲养条件下寿命有超过 60 年的记录。熊的性成熟年龄依地区差异而不同，食物丰富地区，幼熊的性成熟时间会早一些。熊的繁殖率相对较低，母熊 3~5 岁性成熟。每年 1~6 月为交配期，有时公熊四处游荡，寻找发情母熊，在一起待上几天，完成交配后分手。熊的受精卵可以不在子宫里着床，直到冬季进入洞穴冬睡时，受精卵才进入子宫着床。

在寒冷地区，母熊和幼熊在洞穴中可以待上 6 个月不吃食物。如果遇上食物匮乏年份，或母熊生病受伤，胚胎将被母熊机体吸收，这种生理机制能让母熊有更多机会存活下来，将来再繁殖后代。若母熊身体健康，胚胎着床后开始生长发育。

母熊通常两年繁殖一次。在大型哺乳动物中，熊的怀孕时间最短，怀孕期约 6.5~7 个月，母熊在 1 月下旬至 2 月初产仔。每胎通常有 2~3 只小熊，最少的每胎仅产 1 仔，最高的一胎可产 6 仔。小熊出生之后，母熊会长时间用舌头舔它们的皮肤进行清理，促进小熊皮肤血液循环和排泄粪便，然后再度入睡。幼熊则靠吸食母熊奶水生长发育。在中国北方，母熊常在冬眠的树洞中产崽；在南方，母熊会在灌丛草丛中做成简陋巢穴产崽。刚出生的小熊看起来像只粉红色的无毛老鼠，重 249~373 克，只相当于其母亲体重的 1/300~1/500。幼熊生长很快，1 月龄时可以睁眼，3~4 个月后就能跟随母熊出洞活动觅食。哺乳期约 6 个月，断奶之后，母熊对幼熊仍有较长时间的护育，母熊会耐心教育小熊掌握各种生存技能，以保证小熊更好地存活。

公熊从不照顾幼熊，有时候还会杀死幼熊，因此母熊带崽期间总是保持高度警惕，而且极富攻击性。这也是中国发生的黑熊攻击人的案例，很多是由带崽的母熊发起的原因。小熊通常在出生以后的第 2

个冬天结束时离开母熊，独自生活。

幼熊因各种原因在出生的第1年里死亡率较高。死亡原因：汽车撞死，食物不足饥饿死亡，被狼、熊或其他食肉动物捕杀。

（3）熊的食物

熊在分类中被归为哺乳纲食肉目，但是地球上现生的熊，只有北极熊是典型的食肉动物，其他各种熊则很少吃肉，主要为杂食。食物种类包括多种植物嫩叶、草根、野果、昆虫、蜂蜜等。熊有很大的头颅，在所有食肉动物中熊的头骨最大最长，但它既没有其他食肉动物用于切割肉的裂齿，也没有草食动物用来吃草的研磨齿和更好地消化吸收食物的反刍胃，这就是熊需要大量进食的原因，也是它们为什么喜欢觅食嫩的和容易消化的植物部分。

黑熊食物中肉食比例不足10%。在准备越冬进食期间和食物匮乏的寒冷冬季，黑熊的食肉天性被刺激恢复，这段时间黑熊会捕杀各种脊椎动物，有时也会袭击大型兽类，以获取动物蛋白质。

黑熊是机会主义者，为了获得生存所需能量，任何含有热量的食物它都吃，无论是自然食物还是人类生产制造的食物。黑熊不仅吃青草、嫩叶、苔藓、蘑菇、竹笋、红薯、松子、橡子、野果，也吃河流溪涧中的虾、蟹、鱼、蛙，还会捕食鸟卵、松鼠等，有时也会捕杀中小型有蹄兽类，更喜欢挖蚂蚁窝和蜂巢。黑熊也喜欢吃遇到的动物尸体。偏爱高蛋白的蛴螬、昆虫和肥胖的昆虫幼虫。如果在野外看到很大的石头被挪动或翻开，通常是黑熊找食昆虫留下的痕迹。熊在准备进洞冬睡前吃得尤其多，以满足冬睡期间的能量需要。

（4）熊的冬睡

熊并不是真正的冬眠动物，准确地说，熊的冬眠只能称为冬睡。熊在冬睡期间，体温下降，代谢几乎停止。但它们每周或每两周会苏醒一次，走出洞穴，喝水排泄，吃些储藏的食物，再回到洞里继续睡觉。熊冬睡选择自然的岩洞、土洞、空心的树洞，或者自己掘洞。

（5）熊的活动规律

黑熊主要在白天活动。炎热的夏天清晨和黄昏活动频繁，中午它们常躲在凉爽通风的树荫下，或岩石后的阴凉处休息。秋天食物丰富，它们会不分昼夜地取食，没有固定的休息时间。但是黑熊到农地盗食庄稼，则多在夜间。

除了冬睡期和繁殖期外，黑熊没有固定的巢穴。在南方，黑熊终年活动，游荡寻食；在北方和高原地区，黑熊在寒冬季节有冬眠习性。熊是单独活动的动物，交配期间，雌、雄个体会在一起，其他时间均独自活动。哺乳期间母熊和幼崽一起形成家庭群，游荡寻食。

（6）熊的肢体和声音语言

熊能使用不同叫声和身体姿势来表达它们的意思。

"孔弄、孔弄"声是熊经常发出的声音，表示友好。当熊带领小熊时，或与其他熊相遇，表示自己没有敌意时，就会发出这种叫声。

当人与熊突然相遇时，熊发出"吼、吼、吼"的高叫声，表示熊受到了惊吓，非常紧张。

熊用后腿站立起来，是想看清楚或者闻出某些东西，而非电影中熊攻击人的姿势。

熊用后腿站立，头部左右摆动，是想从空气中捕捉更多气味，弄清到底是什么气味。

熊的鼻子皱起，耳朵朝前，四足站立或后足站立，是想看看周围有什么吃的，或者感觉到周围可能有点危险。

熊的头低下，耳朵朝后，身体下俯，表示感到非常紧张害怕，觉得自己受到威胁，准备发动攻击。

（7）熊的智力

熊的适应能力强，灵活并且善于随机应变。研究熊的学者测试熊的智商后，认为其智商显著高于德国牧羊犬，超过最聪明的狗。在食肉目兽类，相对体重而言，熊有最重的大脑。熊的好奇心很强，总是探寻各种新物品，希望发现它们是可以食用的。科学家相信，熊的好奇心和聪明是非常重要的能力，可以帮助熊尽最大可能寻找食物，躲避危险，发现配偶。

熊的记忆力也非常好，它们能记住洪水淹没不到的地点，洪水暴发时它们会去这些地点躲避洪水，熊凭借记忆可以找到以前吃过浆果的地点，或找到过去获得过食物的垃圾堆，在果实成熟的时间回到果实生长地取食。如果每年 8 月浆果成熟，熊会在 8 月按时去果实生长地采食，像钟表一样准确。

有人观察到一只熊为了过河不打湿皮毛，用嘴搬动一根木头搭起一架桥，然后从桥上走过。动物使用工具完成任务的行为，通常被认为是智商较高的表现。很多证据表明，熊能辨认并记忆各种物体，如蜂箱、浆果、灌丛、冰盒、垃圾桶、野营者。熊能认识并记住鸟类喂食器，知道里面的种子可做食物。美洲黑熊常常会去检查人类居住的房屋院子，查看有无喂食器，如果有，熊就会认为这是个好地方，以后经常光顾。研究黑熊的动物学家还观察到黑熊用石块触发绳套机关，然后吃掉放在那里的诱饵。

（8）熊的生存能力

熊的视觉较差，但是嗅觉和听觉发达。"饼干屑掉进树林里，鹰看见它，鹿听到它，熊闻到它，然后就去寻找装饼干的盒子。"这句美国谚语表明，熊具有独特而灵敏的嗅觉。熊的嗅觉比人灵敏 100 倍，比嗅觉最灵敏的追踪犬还要灵敏 7 倍。美国动物学盖瑞·布朗在加利福尼亚观察到一只美洲黑熊，迎风径直走了 4.8 千米，走到一只鹿的尸体前取食。熊可以嗅出它们眼睛看不见的食物，也能从紧闭门窗的汽车外嗅出放在汽车座位下面的巧克力，辨别出人和动物留在小路上的足迹气味的差异。熊能听到 16～20 千赫兹或更多一些的频率，比人的听力强很多。

熊通常被认为视力不好，中国公众叫它熊瞎子。但熊的视力与人大致相同，略有一点近视，当它们想把周围环境的东西辨认清楚时，就会站起来嗅闻空气，熊的近视可以帮助它看见浆果、蛴螬和其他的美味。熊能分辨颜色。

熊的进化是朝强壮演化，而不是朝速度演化。熊的前肢粗壮，肩部宽阔，背短足短，肌肉发达。熊的嘴和牙齿异常强壮，能咬碎成年鹿的头骨，强有力的前肢能掰开直径 25 厘米的木头，掘出过冬的洞穴。熊为了寻找蛴螬，可以移开重达 45 千克的石头或沙砾。小熊也是惊人的强壮，6 个月的幼熊，其体力与大多数成年人相当。熊行动虽然缓慢，但若发现危险，逃匿却很快。若熊认为周围的动静可疑，会用后肢站立，环视四周，然后才迅速躲入林中。

熊在短时间内奔跑速度可达到时速 56 千米，但它们不会用四肢有效地捕杀猎物。熊是游泳好手，也是灵敏的爬树高手。所以人与熊在野外相遇，人奔跑没有熊迅速，游泳没有熊快捷，爬树不如熊灵巧。

（9）熊的攻击行为

一般而言，熊是比较害羞的动物，熊在遇到人时通常会选择逃走，但是熊又是非常神经质的容易受到惊吓的动物。当熊突然发出吼叫、咆哮、低吠声，或者把牙齿咬得咯吱作响，表明熊受到刺激，对人出现在它附近感到很不舒服，但发出这些声音时，并不表明熊有攻击倾向，要发起攻击。真正危险的熊是默不出声的。很多电影中表现熊攻击人时是站立的，但实际上这并不是熊的攻击姿势，而是为了更好地嗅出周围环境。

熊通常不会主动攻击人，大多数情况下熊见人就跑。但在吃食、受伤、带崽的情形下比较凶悍，常常会攻击人。熊很容易追上人，将人弄伤或整死。熊既不是电影中咆哮杀人的恶魔，也不是卡通片中可爱的乖乖熊。

三、熊的活动痕迹

1. 足迹

熊的足迹独特易认，不会与其他动物混淆。熊是跖行性动物，与人相同，熊的后足印与人类的足印有些相似。熊每足有 5 个足趾，前足较短，宽 10～12.7 厘米；后足长而窄，长约 17.8 厘米。熊爪不能伸缩，足印常带有爪印。旱季足印不容易见到，雨季或下雪后足迹很常见。任何时候，没有足印并不意味着熊不在此地。

2. 粪便

熊的粪便体积较大，形状与人类粪便相似。春天粪便呈长条形，秋天粪便形似牛粪，含有很多食物残渣，容易辨认。

用棍子翻开熊粪，下面地是湿的，草是绿的，表明粪便很新鲜，可能熊就在附近；如果下面地是干的，草是黄色或褐色的，表明熊已经离开一段时间了。熊吃得多拉得多。夏天熊每天排便 2 次，秋天浆果成熟时食物丰富，一天可以排便 15 次之多，所以看见大堆含浆果的粪便，并不表明熊肯定就在附近。

3. 熊的活动痕迹

熊经常翻开石头寻找蚂蚁、蛴螬、甲虫和植物根。如果发现翻开的石头仍然是潮湿的，说明这是熊刚刚干的。熊也会掰开倒树和木头寻找昆虫，挖开蚁穴吃蚂蚁，打开蜂箱吃蜂蜜和蜂蛹。在经常有牛羊放牧的地方，熊也常将牛粪翻开寻找昆虫。

熊经常爬树，有时会将树作为磨爪的地方，会在树皮上留下五道长长的爪印划痕。熊也会在自己活动范围中的树干上摩擦，留下毛发和爪印等标记，告之其他熊。

黑熊取食果实不是在树下捡食，而是直接爬上树，将结满果实的枝条掰断或咬断后直接啃食，被啃完果实的断枝，则被黑熊随手垫在屁股下面，形成一个个类似超大号鸟窝的"树巢"，这些"树巢"被动物学家称为取食平台，这是黑熊活动留下的最显眼的痕迹之一。

在山涧溪流边、湖岸边发现鱼头鱼尾，可能是熊捕食后留下的而非人留下的。用树枝掩盖的动物尸体，通常是熊干的。

四、主 动 防 范

1. 避免与熊相遇

发现新鲜的抓痕、粪便、足迹，表明熊在附近活动或者刚刚离开，要特别注意观察周围。幼熊经常爬到树上躲避危险，母熊常常就在附近。在灌丛附近看到新鲜的熊粪，表明熊极可能就在灌丛休息藏匿。发现熊的新鲜活动痕迹，要尽快离开，或小心提防。

在山野森林中行走，尽量避开熊的食物与兽径，离开长满野果的植物，茂密的植被覆盖区域，溪流、森林与草地交界的林缘地。

避免在动物尸体附近停留，除非动物尸体只剩下一堆白骨。野外的动物尸体常有动物盯着它，把它视为自己的食物。在动物尸体附近逗留，会给自己带来危险。熊有保护自己食物的行为，不要在动物死亡现场观察分析原因，从而引发被熊攻击的危险。

在山野徒步和野营之前，上网查询或打电话到林业主管部门，了解进入区域熊的活动信息。徒步活动安排在白天，避开熊活动频繁的清晨黄昏时段。徒步时最好结伴而行，彼此可以互相照应。行走过程中，持续制造动静与声音，警示树林中的熊和其他动物，有人来了。

如无必要，不要在夜间徒步，熊在夜间视力比人好。人夜间很难看清黑色的熊。

2. 放牧、采集、劳动时的防范

马、驴等牲口似乎对熊有早期预警系统。在北美洲，骑马的人从未发生被熊攻击受伤的事件，只有少数几人因马受惊，从马背上摔下来。熊是杂食性动物，活动区域很大，会经常光顾村庄附近的山林。放牧时要提高警惕，随时弄出声响以示人类的存在，熊即使发现可捕食的家畜，也心存戒备，不敢轻易攻击家畜。

在森林之中采集药材或蘑菇时，别只顾走路和寻找药材和蘑菇，要时刻保持警惕，注意观察周围的环境，经常弄出声响，避免与黑熊突然遭遇，行走时可以高声讲话，拍掌或者吹口哨。听到人类的声音，通常野生动物会逃走。在地形复杂地区行走，很容易将注意力集中看路而忽略周围的动静，要注意观察四周，养成每隔 1~2 分钟就停下来察看周围情况的习惯。

不要认为庄稼地就很安全，事实并非如此。云南的数个黑熊袭击人的案例发生在农地。因此去靠近林缘的农地和庄稼成熟的农地，要注意提防到庄稼地觅食的黑熊，仔细观察和倾听，确认农地里没有熊活动，才能进地里干活。

3. 户外休闲活动的防范

很多专家建议不要把宠物狗带到野外。如果带狗去野外徒步或露营，任何时候都应该使用结实的短牵狗带将狗控制好。没有狗带控制的犬在徒步中会导致比较糟糕的结果。狗对熊吠叫甚至攻击时，狂怒的熊对狗发起反击，夹着尾巴的狗跑向主人，就会把愤怒的熊引到主人身边来。

带着孩子在野外活动，多给予关注和控制，不要让孩子独自在野外乱跑，孩子总有逃避监护的倾向。行走时不要把孩子留在身后，应把孩子放在中间。专家建议：教育孩子不要发出尖叫，或制造听起来像猎物的声音。在任何情况下都不要奔跑。最好每队都带上口笛，方便彼此联络，寻找帮助。

若在熊活动频繁的地区观赏野生动物，应避开在黎明和黄昏进行，注意观察周围环境。如果顺着小路或沿着河岸行走，走到灌丛茂密结满浆果的地方，要大声讲话或唱歌，发出响声。进入小路拐弯视野不开阔的地点，应停下来，拍拍手或者叫喊几声，听听动静，确认没有熊在附近活动，才可继续行进。秋天和晚夏季节要特别注意，这时熊忙于进食，不会注意人的接近。

在野外山地骑行自行车，由于山地自行车快而无声，增加了人熊突然相遇的概率，也提高了激怒熊的概率。在山地自行车上增加发出响声的装置，和朋友一起骑行，把速度控制在能注意周围情况的速度。

野外露营要用双层塑料袋封装食物，并用绳子悬挂在熊够不着的高处，放食物的地方要距离帐篷有较远的距离。熊可以吃的垃圾也要用双层塑料袋封装，放在离帐篷较远的地方。不可将食物放置在帐篷里或者帐篷附近，以免熊前来寻找食物，与人相遇发生冲突。

五、与熊相遇的处置方法

1. 不要逃跑

野外与熊相遇，最好的状态是人和熊在较远距离就彼此发现对方，人主动避让熊，做到井水不犯河水。人与熊若在较远距离相遇，通常情况下熊会掉头走掉。

与熊相遇，如果熊不离开，人和熊形成对峙，这时的正确做法：人贴近山的一侧，不要让自己的身影突出在山际线上，这样看起来人的体形会显得比较大，然后慢慢地后退，直到看不见熊为止，再转身迅速离开。如果缓慢后退，熊一直在人的视野里，退出200米开外，再迅速转身离开。

与熊相遇，千万不要逃跑，逃跑是启动食肉猛兽追赶猎物的扳机，人在紧张逃跑时，身体会释放出特殊的化学气味，食肉动物能侦测到这种气味，发动攻击。熊奔跑的速度可以达到每小时 56 千米，短距离内人根本跑不过熊。

2. 不要刺激熊

人熊对峙时，切不可做出任何挑衅性的动作。先让熊看清你是人，慢慢地摇动胳膊，嘴里自言自语，不停讲话，用正常平静的声音与熊谈话，说些打招呼或抱歉的话，例如："嘿，你好啊！老熊，对不起打扰你了，我们马上离开。"没有证据表明熊能听懂人的语言，但是这样做可以让人保持镇静。

避免与熊双目对视，很多动物都把对视作为侵犯挑衅行为。也不要背对着熊。一边讲话，一边缓慢后退，随时准备停下来。如果后退让熊变得更加愤怒，暂时别动，等熊稍微安静后，再慢慢后退。

野外与熊遭遇，人的恐吓驱赶，对着熊瞪眼睛，大喊大叫，或者企图接近熊的举止，都可能使熊进入高度警惕和准备攻击状态。这些挑衅行为会使熊认为，除了打退对手，没有其他选择。

不要做任何企图接近熊的动作，也不要拿出相机拍照，不要做突然迅速的动作，更不要向熊提供食物。

3. 不要装死或爬树

民间传说遇到熊攻击可以装死躲避，据美国学者的分析研究，装死应对棕熊攻击有点效果，但对黑熊不起作用。

云南也有爬到树上成功躲避黑熊攻击的案例，此人在树上用脚多次踢蹬黑熊，被黑熊咬伤了脚部。因此遭遇黑熊是否爬树躲避，要依据现场具体情况确定。一般情况下不要爬树，熊可以在 30 秒的时间里爬上 30 米高的大树。人爬树的速度比熊爬树慢了很多，爬树并不能有效摆脱熊。

4. 与熊搏斗

遭到黑熊攻击，受害人在迫不得已的情况下，与熊徒手搏斗，保护自己，最后把熊赶走的案例也有数起记录。如果遭到黑熊攻击，使用手边可以找到的东西，砍刀、石头、棍子、相机包、水壶等，用这些物品猛击熊的鼻子和眼睛等部位。

如果熊与人距离很近，突然发动攻击，用双手护住头部和眼睛，避免熊把脸部和眼睛抓伤，迅速俯卧在地，减少熊对头部的伤害，被熊咬伤其他部位，远比让熊把眼睛和头皮抓掉要好无数倍。

在熊活动频繁的地方劳动、放牧、采集药材和蘑菇，可以自制一个喷射辣椒水的喷射器随身携带，遭到黑熊攻击时用它驱赶黑熊，赢得逃跑时间。

5. 不可驱赶进食的熊

云南多起黑熊伤人的案例，发生在人驱赶在地里取食的黑熊，或驱赶正在进食家畜的黑熊，被狂怒的黑熊攻击，酿成受伤或送命的惨剧。

在山野中寻找自己失踪的家畜，如果发现黑熊正在进食自己的家畜，切莫想要报复熊，打它几石头，更不要熊口夺食。正确的做法是注意自己的安全，远离黑熊，等黑熊离开后再去处理家畜尸体。然后向野生动物主管部门报案，由他们按法律进行补偿。一头家畜的价值和和人的生命安全相比，可以说微不足道，千万不可因小失大，为此失去宝贵生命。同样的道理，看到在庄稼地里取食的黑熊，也不要驱赶，以免刺激黑熊对人发动攻击。

六、管理部门的防范措施

1. 竖立警示宣传牌

在黑熊种群数量较多的地区和自然保护区黑熊经常出没活动的特殊区域，竖立警示标志，公告群众，注意防范。

2. 划定放牧区域

禁止在黑熊肇事频繁的地区放牧，与村民协商，划出特定安全区域放牧牛羊等家畜。

3. 开展社区防熊培训

在黑熊肇事高发村寨和自然保护区周边地区，举办当地社区防熊培训，普及野生动物保护法律知识，提高村民对熊类伤害的防范意识，做到主动防范熊类。

4. 建立健全肇事补偿制度

建立健全肇事补偿制度和管理办法，及时查勘肇事现场，按程序上报主管部门和保险公司，及时发放补偿金。

5. 移去问题熊

对于经常肇事伤人的问题熊，因防范难度大、成本高。可向主管部门提出捕捉或者猎杀申请。经主管部门同意后，组织专业人员进行捕捉或猎杀。捕捉后的黑熊，建议送往动物园。依据美国将捕捉的美洲黑熊移送到另外地区，通常这些熊数天或数月后，会返回原来的栖息地，因此不建议将捕捉的问题熊移送到自然保护区释放。

6. 训练警戒犬

指导村民训练家犬作为警戒犬，上山劳动、放牧、捡菌、找草药时，携犬同行。警戒犬的听觉和嗅觉比人灵敏数倍，它能提前发现周围是否有熊活动，向主人报警，人可以采取主动躲避措施。

7. 其他防范措施

熊捕杀家畜频繁严重的地区，不要将家畜散放在山野森林。夜间要将家畜收拢，关在熊不能进入的厩舍中。或在简易的厩舍周围加装高压脉冲电网防熊。夜间在厩舍附近使用灯光照明或频闪灯，制造声响也能在短时间内起到驱赶恐吓熊的目的。庄稼成熟时，也可以采用灯光照射和声响驱赶前来取食的熊。

七、黑熊伤害案例与教训

（1）2002 年 9 月 5 日，云南省保山市龙陵县石洞河社傈僳族村民曹×光、曹×朝两人到亮山林场白泥塘林区附近的高圈脚放羊，下午 6 点发现 2 只羊失踪，便四处寻找。见到羊的尸体，突然一只黑熊窜出来把曹×光扑倒撕咬。曹×朝见状，挥起砍刀向黑熊砍去，黑熊转身对曹×朝进行撕咬。两人均被黑熊咬伤，昏倒在地。黑熊离去后，两人被村民发现，送到医院抢救。

这个地点以前发生过黑熊攻击人的事件，但没有引起两位放牧村民的警惕。

（2）2005年12月20日，云南省盈江县弄璋镇南缓村老厂社41岁傈僳族村民孔×，在本社集体林新厂脚河边放羊，上午10点听到羊的惨叫，孔×循声前去查看，一头黑熊突然猛扑过来，来不及躲避，遭到黑熊抓咬，孔×的头、脸、手、脚、身体等多处受伤。

在遭到这头熊攻击之前，孔×的羊已被熊咬死29只，但并没有引起孔×的重视。

（3）2005年11月13日，盈江县弄璋镇南缓村允线三村52岁傈僳族村民余×，在平石头山上放羊，听到羊的惨叫，余×顺着羊的惨叫方向查看。树林里突然窜出一只黑熊，将余×扑倒，将他面部、手臂、头部、背部多处严重抓伤咬伤，余×当场昏迷，后被路过村民发现救回。

以上3个案例的教训：在熊的活动区域放牧，没有防范黑熊伤害的意识，听到家畜有异常叫声，贸然前去查看遭到攻击。放牧时若发现家畜有异常情况，应马上意识到极有可能是黑熊在捕杀家畜，要注意防范，不可贸然前去查看。

（4）2004年8月16日，云南省凤庆县小新彝族乡河边村箐门口小组村民张×珍到大山坡地基寻找自家丢失的羊，11点时发现羊的尸体，旁边有只黑熊，张×珍冲着黑熊大声呼喊，撵走了黑熊。他捡起羊尸，准备回家，被赶走的黑熊突然冲出来发动攻击，将他咬伤。

（5）2006年6月26日，云南保山市昌宁县苟街乡水炉村水炉村小组村民王×帮，到阿路山找家里丢失的羊，在山上听到前方200米一棵大树下有野兽的哼叫声，他爬到树上大吼一声，一只黑熊受到惊吓，窜出来将他其咬伤。

（6）2003年10月7日，云南怒江州兰坪县傈僳族青年李×兴，上山寻找丢失的牛，看见黑熊正在攻击他家的牛。情急之下，他抓起一根树干挥打黑熊。遭到打击的黑熊激怒之下，转而对李×兴发起攻击。经过一番搏斗，李×兴虽然保住了性命，但面部2/3遭到严重毁损。后来在 个国际保护组织的帮助下到西安做了国内首例换脸手术。

（7）2001 年 7 月 18 日，云南香格里拉市洛吉乡尼汝村村民杨×华带着两个孩子到牧场放牛，听说邻居家的马失踪了，杨×华让两个孩子守牧场，自己前去帮助寻找。他在密林空地中看见死马，一只小熊在吃马肉，便大声吆喝驱赶，引来了母熊攻击，不幸死亡。

上述 4 个案例均是看见黑熊在进食或察觉有不明动物在附近活动，但是为了减少损失，恐吓驱赶黑熊，导致遭到攻击伤害。这 4 个案例的教训：目睹家畜被黑熊攻击时，一定牢牢记住，不可贸然上前恐吓甚至击打黑熊，从熊口夺食，必然遭到黑熊报复攻击。放养在山上的家畜如果失踪，需要寻找，最好约伴同行。寻找过程中保持警惕，避免与黑熊突然遭遇。

（8）2005 年 6 月 23 日，云南腾冲中和乡新街村 26 岁的傈僳族村民余×强到桃树河香草坡头看地，看见一只黑熊在吃他家的荞，便大声喊叫，试图撵走黑熊，此举激怒黑熊，被黑熊抓伤。

（9）2005 年 8 月 21 日，云南腾冲猴桥镇胆扎村 28 岁傈僳族村民蔡×庄和帮工李×刚，去蔡近庄家玉米地锄草，见到两只黑熊在糟蹋玉米，大声喊叫吓唬黑熊，被激怒的黑熊冲过来，将两人抓伤。

（10）1998 年 8 月 23 日，云南勐海县勐往乡灰塘村南京河社村民罗×，去玉米地干活，在地边看见黑熊活动痕迹，就一边喊叫一边绕玉米地行走查看，突然从地里冲出一头黑熊，抓伤罗×右眼和面部。罗×在送医途中因失血过多死亡。

（11）云南腾冲中和乡新街村桃树河香草坡头傈僳族村民余×强，到香草坡头看地，发现黑熊在吃他家的荞子，高声喊叫撵赶，被黑熊抓伤。

（12）云南永德县永康镇忙笼村肖家寨组仙望山 73 岁的女性村民何×英，去仙望山玉米地做农活，被黑熊当场抓死。具体情况不详，发现她遇害后，依据留下的脚印和伤痕，确定为黑熊攻击致死。

上述 5 个伤害案例均发生在农地，5 个案例的教训：边远农地和森林一样不安全，经常会有黑熊活动，需要提高警惕。看见黑熊取食庄稼，不要喊叫驱赶，以免刺激黑熊，引发攻击。

（13）1998 年 8 月 20 日，云南省勐海县布朗山乡新竜村曼新竜社布朗族村民岩×香和岩×兵两人，到翁梅山找丢失的牛。两人分开寻找不久，岩×香与草丛中突然窜出的黑熊短距离相遇，岩×香想爬到树上躲避黑熊，但没来得及，被黑熊从后面抓伤头、背、脖子、腿部和手。

（14）1999 年 9 月 26 日，云南省勐腊县易武乡易田村桥头组 28 岁的瑶族村民李×法到山上找牛，在森林中突然遇到 3 头黑熊，2 成 1 幼，2 头成熊向他扑来，一头被他飞脚踢开，另一头从后面将其严重抓伤，伤及面部、颈部和背部。

（15）2005 年 5 月 1 日，云南龙陵县木城乡乌木寨 69 岁傈僳族村民曹×德与孙子到雾板河找蘑菇，突然近距离遭遇黑熊，来不及躲避被抓伤。其孙子侥幸躲过黑熊袭击。

上述 3 个案例属于野外近距离突然与黑熊遭遇，引发黑熊攻击。提供的经验和教训：在山野森林里行走、放牧、采药材、找蘑菇，要时刻注意提高警惕，观察四周动静，避免与熊短距离突然遭遇，遭到攻击。

（16）1999 年 5 月 4 日早晨，云南省景洪市勐罕镇曼景浬村傣族村民波×准备从打工的地方回家。他走出工棚不远，就遇到一头黑熊向他扑来，他立即面部朝下迅速扑倒在地上，用手护住头部，然后大声呼喊同伴。工友听到他的呼救声，大家出来把黑熊赶走。检查波×的伤情，只是臀部受到咬伤。

这个案例的经验：采用正确措施，有效保护要害部位，可以把黑熊对人的伤害程度降低。

附录：防熊喷雾器的制备

在美国和加拿大，为了防御熊类对人的攻击，有商业公司生产专用的防熊喷雾器投放市场。防熊喷雾器使用高压气体和催泪化学物质，遭到熊类袭击时拿出来对着熊喷射，从而保证自己安全。

专业防熊喷雾器价格比较昂贵，而且因为这类产品容易被违法分子拿来用于犯罪，因此在中国属于管制商品，不容易获得。

但是我们可以按照防熊喷雾器的原理，自己制作一个简易的辣椒水喷雾器，在放牧、劳动、采蘑菇时随身携带。如果遇到熊攻击，可以把辣椒水喷到熊的面部，刺激熊的鼻子、眼睛，让其感到难受放弃攻击，从而获得逃跑时间。简易的辣椒水喷雾器制作步骤如下。

1. 选择喷射器

选择便携密封性好、反应迅速，喷射距离达 3~5 米的塑料喷头，为喷头供应辣椒水的瓶子应能容纳 150~250 毫升液体。

2. 配制辣椒水

对动物的实验证明，动物眼睛对辣椒水反应较其他化学品，如氨水，酒精、醋酸等迅速，对动物的毒害小，而且辣椒水容易自行制作，是驱熊喷射器的理想液体。

将足够多的辣椒研碎，用 300 毫升水浸泡数日，或直接用水熬煮辣椒，再用纱布过滤得到辣椒水。辣椒越辣越好，这样辣椒水的刺激性才会足够强。为防止辣椒水变质，可向辣椒水里加入适当的食盐，加入食盐的辣椒水可以保持刺激性长达 15 天。

3. 调试辣椒水喷射器

将调制好的辣椒水装入喷射器中，装好喷头，将喷射器喷射几次，使辣椒水能够快速喷出为止，因为最初的几次往往是喷不出液体的。

每次上山前检查喷射器中辣椒水是否足够，辣椒水是否保持刺激性。将喷射器试喷几次，再装入最容易取拿的口袋中，以备野外不时之需。

特别提示：

未用辣椒水喷射器对熊做过实验，所做实验用狗、羊和兔进行。实际驱熊效果尚待检验。在没有其他可靠驱熊办法时，推荐使用辣椒水喷射器防御熊的攻击。

第二章 防范亚洲象伤害

　　云南南部是亚洲象在中国的最后一片分布区，随着当地人口增长，农业耕作、经济作物种植和畜牧业发展，占用了大量自然生境，村民采集林下产品的规模持续扩大，导致野象栖息空间急剧减少，与人类争夺食物资源和生存空间的矛盾日益突出，人象冲突频频发生，成为近年来云南野生动物保护领域的突出问题。

一、亚洲象保护现状

　　据国际保护组织估计，野生亚洲象现存数量为 38500～52500 头，分布于西起印度，东至印度尼西亚，北至中国云南省南部的南亚和东南亚地区。

　　亚洲象在中国古代曾经广泛分布，北到黄河流域一带。现在仅分布于云南南部的西双版纳州勐腊、勐海、景洪；普洱市思茅区、江城县、澜沧县；云南西南部临沧市沧源县。种群数量迄今没有准确的调查数据公布，据云南省专门研究亚洲象的专家估计，云南现有野生亚洲象 300 多头。

　　世界自然和自然资源保护联盟（IUCN）发布的受胁物种红色名录，将亚洲象列为濒危级动物。濒危野生动植物国际贸易公约（CITES）将其列为附录 I 物种，严格禁止国际间商业买卖。中国野生动物保护法将亚洲象列为国家 I 级重点保护动物。为了更有效地保护大象免受非法猎捕的杀戮，中国政府宣布从 2017 年 12 月 31 日起，全面禁止买卖和销售象牙及其制品。亚洲象受到国际法和分布国家相关法律的严格保护。

二、象的基础知识

1. 象的分类和分布

地球上现存 3 种象，分别是亚洲象（*Elephas maximus*）、非洲草原象（*Loxodonta africana*）和非洲森林象（*Loxodonta cyclotis*）。

亚洲象主要分布于亚洲南部热带地区，分布国家有印度、尼泊尔、缅甸、泰国、老挝、柬埔寨、斯里兰卡、印度尼西亚和中国，亚洲象在中国分布局限于云南南部地区。

非洲象过去被认为仅有 1 种，近年来分子生物学研究表明，非洲象应该被分为非洲草原象和非洲森林象两个种，它们不仅具有不同的遗传特征，两者外表也有明显差异。非洲森林象体形较小，身高不超过 2.5 米，耳朵圆，下颌骨长而窄，前足 5 趾，后足 4 趾，象牙小而直，质地比较坚硬。非洲森林象种群数量稀少，濒临灭绝。非洲草原象体形大，耳朵大而下部尖，鼻端有两个指状突起，前足 4 趾，后足 3 趾，具 21 对肋骨，雌雄象均长象牙，象牙长而弯曲。非洲草原象是陆地上最大的哺乳动物，体长 6~7 米，肩高 3~4 米，体重 8000~10000 千克。非洲草原象性情凶悍，不易驯服。

2. 亚洲象特征与习性

亚洲象又叫印度象，耳朵略呈圆形，形状似亚洲地图，前足 5 趾，后足 4 趾，具 19 对肋骨，其中苏门答腊亚种有 20 对肋骨。头部有 2 个突起，俗称智慧瘤。鼻端有一个指状突起，背部拱起。性情较非洲象温顺，容易驯服。过去南亚和东南亚地区的人们常常捕捉亚洲象，进行训练后作为家畜役用，让它们运输货物、采伐木材。亚洲象有部分雄象，没有长的象牙，或者象牙很小，雌象则无象牙。亚洲象肩高 2.3~2.8 米，体重 2700~4200 千克，最大的雄象肩高可达 3.2 米，体重 5400 千克。

亚洲象是群居动物，由具有血缘关系的数头或数十头雌象组成，由一头年长的有经验的雌象带领，每天的活动时间、觅食地点、行动路线、休息场所都由这位"女首领"确定，象群其他成员按年龄大小和体质强弱顺序列队，跟随首领移动，受伤体弱的个体被同伴夹在中间，随象群行动。如果首领死亡，象群将产生新的首领，带领象群活动。小公象成年后离开象群独自生活，发情交配期间会尾随群活动。野外见到的独象多为成年或老年雄象，性情相对凶猛暴躁，容易攻击人类。

分布于云南的亚洲象，多栖息于海拔 1000 米以下，坡度小于10°的热带森林、林间沟谷、稀树草原、竹林、荒山草坡。象群每天可移动数十千米觅食，常在不同栖息地，甚至不同国家间迁移。西双版纳的野象群过去就经常在中国勐腊县和老挝之间来回移动。

野象取食 100 多种植物，喜食棕叶芦、竹类及其他禾本科草本植物，也吃乔灌木的嫩枝叶和树皮。随着自然生境面积的持续减少，云南的野象逐步改变了行为和食性。它们走出森林，经常在公路附近、村庄、农地活动，取食甘蔗、水稻、玉米、花生等农作物，给村民造成巨大的经济损失。最近 10 多年，野象经常攻击村民，发生多起伤亡事件。

亚洲象属昼行性动物，每天要进食 100～200 千克的新鲜植物，每天需要用 80% 的时间觅食。野象不仅白天活动，夜间很多时候也在觅食。在靠近人类活动和聚居的区域，过去野象通常在黄昏和晚间出现，清晨前后离开，但现在白天也在人类居住地附近活动。

亚洲象 11～15 岁性成熟，属多配偶制动物。雌象发情周期长达16 周，但只有 1 周接受期，两次生殖间隔 4～5 年，因此发情的雌象是稀缺资源。发情期的雄象，若没有机会与雌象交配，性格变得十分狂躁。亚洲象孕期 20～22 个月，每胎 1 仔，因此种群数量增长比较缓慢。亚洲象寿命为 60～70 年，饲养的亚洲象能活到 100～130 岁。

亚洲象的大耳有利于收集声波，降低体温。3 种象均能发出和接收人耳听不到的次声波，通过次声波实现群体和个体间的通信。协调群体关系、宣示优势地位、吸引配偶和生产幼子时，象均会发出次声波。带幼象的雌象和集群活动的群象，发出次声波较多，单独活动的雄象则相对沉默。象发出的次声波能传播 20～50 千米，因此象能够在大范围空间里协调社群关系和个体行为。

亚洲象皮肤很厚，但被毛稀少，因此既畏寒冷，又怕太阳暴晒。白天它们在林荫中休息，在气温稍低的清晨和傍晚觅食。亚洲象喜水，爱在水中洗浴，用鼻子汲水冲洗身体，在身体上涂抹泥巴，防止蚊虫叮咬。亚洲象善于游泳，能在水中持续游泳数个小时，渡过很宽的水面。

3. 亚洲象的生态作用

作为亚洲热带丛林的旗舰物种，亚洲象的存在对热带雨林的生态系统具有重要的生态作用。亚洲象觅食时，为了够到树叶，会用长牙划开树皮，折断树枝，亚洲象觅食后留下的断枝残叶和落果，成了很多小动物的食物。有时候亚洲象会把整棵树推倒，在森林中制造林窗空地，空地中的草和其他植物获得较多阳光得以成长，也给其他动物提供了活动场所。亚洲象在密林中开辟的行走通道，为其他动物的移动提供了方便。旱季缺水时，亚洲象能够用长牙挖掘出地下水源，也为其他动物提供了饮水。亚洲象对很多植物消化不完全，通过排泄粪便将这些植物种子传播到不同地点。亚洲象在稳定热带森林生态系统中扮演着重要角色。

亚洲象的生态功能，在面积足够大的生态系统中，能较好地发挥作用。但在小面积的自然环境和破碎化的生境，亚洲象的觅食则变成毁坏当地植被的主要因素。

三、人象冲突的演变与原因

世界上有象分布的国家和地区，都面临人象冲突的困扰。人象冲突发生机制和规律，是野生动物主管部门、保护机构和动物学家研究的重点。导致人象冲突的因素很多，象群数量、迁移规律、性别差异、个体秉性、环境容纳量、栖息生境质量高低、景观格局、人口密度、居民点数量、人们防范野象的意识和相关知识等多种因素，均会综合起到作用。

云南人象冲突，经历了从无到有，从少到多，日益升级的演变过程。20世纪70年代以前，野象仅分布于西双版纳州勐腊县和景洪市，在勐养、尚勇、勐腊等地活动，部分象群定期在中国与老挝边境地区来回移动。向西仅分布到澜沧江东岸，主要在森林里栖息活动。当时人们主要在平原坝区和低山居住劳动，加上当地傣族、布朗族群众有崇拜大象的文化传统，人与野象互不相扰，极少发生野象攻击人类的事件。

20世纪90年代初，西双版纳州政府在农村大力推广种植橡胶、茶叶等经济作物，导致森林大面积消失，野象的栖息地进一步减少。面积有限的自然保护区，注重森林保护和恢复，能满足野象觅食的稀疏树林和草坡，因森林增长而进一步减少。

20世纪90年代以前，野象很少到农田取食庄稼，进入村民家里掠食粮食更是闻所未闻。2000年开始，野象取食农作物的案例数量直线上升。早期野象肇事，多发生在山区、半山区和自然保护区周围村寨。最近10多年，野象活动范围扩大，肇事逐步发展到坝区乡镇和村寨密集的地区。

1998年全国收枪禁猎后，野象得到更为有效的保护，对人类的恐惧感逐渐消失，加上栖息生境减少，迫使它们的活动范围从山区森林扩展到坝区农地和村寨周围。人们为了减少经济损失，采用敲锣打鼓和燃放鞭炮的方式驱赶取食农作物的野象。起初遭到人类驱赶时，野象尚有畏惧行为，被迫离开。经历过几次驱赶，野象发现人类驱赶只是"雷声大雨点小"，不会对自己造成实质性伤害，就会改变畏惧人类的习性。少数人为了阻止野象损毁庄稼，擅自拉电线做成土电网，围在农地周围，还有人在地上撒铁钉防范野象。野象报复心理极强，被驱赶和遭到电击的野象，以及被铁钉刺伤脚掌的野象，对人类由惧怕转为憎恨。它们会毁坏农具、工棚和房屋，踩踏毁损庄稼或经济作物。单独活动的公象，似乎特别憎恨机器的声音，会对制造声音的人发起攻击。

野象一旦将人弄死，发现这种直立行走的动物，如果不使用武器，竟如此不堪一击，就会变本加厉地攻击人类。

西双版纳自然保护区管护局研究野象的科技人员王巧燕野外观察

发现：象群遭到人类驱赶，若两次驱赶间隔时间较长的话，它们会有一个缓冲期，不会过度暴躁。如果象群遇到人类驱赶的时间间隔较短，它们会变得十分暴躁，极具攻击性。

她用无人机监测野象时还发现一个有趣现象，初次从森林中走出来的象群，看见无人机飞过来，哗啦啦全部跑回森林躲避。而经常在农地和村寨附近活动的象群，观察一下无人机，就会用象鼻卷着树枝拍打飞行中的无人机，说明经常在农地和村寨活动的野象，对人类和陌生物体的恐惧感已经消失。

依据当地村民观察，野象吃玉米专挑好的吃，长虫的不吃，而且只吃玉米棒子，老叶片和秸秆也不吃。被亚洲象取食过的稻田，稻穗一个不存，与人们用镰刀收割稻子一样整齐。哪个地方种有玉米或稻谷，什么时候成熟，野象记得非常清楚，按时前往"就餐"。有村民为了防止野象掠食农作物，在水稻和玉米地里喷洒农药。野象嗅觉极其灵敏，它们不会吃喷洒过农药的庄稼，但是会报复性地把喷过农药的水稻、玉米，全部拔起扔掉。

云南亚洲象的种群数量从20世纪70年代的100多头，增加到现在的300多头。云南大学专门研究亚洲象的陈明勇认为，云南野象的种群数量，仍然处于增长状态。野象种群数量增加，必然需要更大的生存空间，而西双版纳近年来因发展橡胶和茶叶种植，进一步挤压了亚洲象的生存空间。1976年西双版纳有热带雨林208457公顷，2003年时热带雨林面积仅有68848公顷。森林面积大量减少，自然保护区内食物不足，保护区周边农地里的庄稼成为野象的食物来源。野象发现取食农作物，比四处奔波寻找野生食物容易很多，而且农作物更好吃，更容易采食。随着取食农作物次数的增加，野象逐渐形成对农作物的取食依赖，进一步加剧了人象冲突。

根据云南省野生动物保护管理部门不完全统计，1991~2010年的20年间，亚洲象造成41人死亡，170人受伤；2011~2017的7年时间内，野象造成32人死亡，159人受伤。20世纪90年代初到现在，因野象取食庄稼、毁损房屋、破坏鱼塘等等，造成经济损失高达3.27亿元。

　　云南人象冲突是多种因素综合作用的结果，野象种群数量增加，需要更大的生存空间，而大面积种植橡胶、咖啡和茶叶，挤占了亚洲象的部分生存空间。自然保护区适宜亚洲象栖息的生境面积减少，质量下降，难以维持象群的正常食物需求。野象因此向外扩散，进入人类密集的区域活动，经过一段时间的适应，野象改变了食物种类和取食习惯，而人类为了保护自己的经济利益，对野象进行恐吓驱赶，又进一步激化了人象冲突。

四、管理部门的防范措施

　　野生动物主管部门一直在采取各种措施，努力减缓人象冲突。早期的防象措施有修建防象沟，架设高压脉冲电网进行防范。后来又在自然保护区建立食物源基地，为野象提供食物，希望野象能留在自然保护区内。云南省还在中国率先建立了野生动物肇事补偿制度，并积极向村民普及防范野象伤害的基础知识。

　　防象沟是宽 2 米深 2 米的大壕沟，对野象有阻隔作用，但修建费工费力，雨季容易坍塌，野象会将防象沟的陡壁破坏，改造成斜坡，然后越过，因此防象沟在西双版纳地区效果不佳。

　　在村子或农地架设高压脉冲电围栏，阻止野象进入村子或农地，不仅投资大，电池和太阳能电池板使用寿命有限，而且防不住聪明的野象，被高压脉冲电网电击过的野象，头几次触电被吓跑了，以后它们会用长鼻卷着干树桩，去砸电围栏的导线，将电网破坏。高科技的电围栏依然防不住野象。

　　野生动物管理部门曾经组织动员村民调整种植结构，放弃种植水稻、玉米、甘蔗等作物，转而种植橡胶、茶叶等经济作物，希望能减少野象的侵害，这种做法实际减少了野象的生存空间和食物，效果并不明显。

　　曾被认为最有效的缓解办法，是在自然保护区建立野象食物基地。2005 年西双版纳勐养保护区在关坪、树林寨两地，建立了 2686 亩（1 亩 ≈ 666.667 平方米，本书为适应大众，使用非法定单位，特此说明）的野象食物基地。在保护区边缘地带，种植玉米、甘蔗等野象喜食植物。食物基地建成后，常有野象光顾取食。普洱市思茅区在思茅港镇橄榄坝村山林中投资 60 万元，种植芭蕉 800 亩和竹子 800 亩，建人工硝塘 1 个、饮水池 1 个和戏水池 1 个，希望吸引野象在此地常住，不去其他地方肇事。食物源基地被野生动物管理部门称为"大象食堂"。但是，依据现在野象大量向北扩散，在勐海县、澜沧县、江城县、思茅区不断肇事的事实判断，大象食堂同样未能留住野象。

为防范野象对村民造成危害，县区林业局建立了野象活动预警观察系统，招聘当地村民担任监测员，对野象进行跟踪观察，掌握其活动规律、移动路线与活动范围，及时通告群众野象动态，注意防范回避，减少人象冲突事件发生。有关部门也多次聘请专家到有野象活动的村委会和村民小组，进行野生动物保护和防范野生动物伤害的安全培训。在野象活动出没的地段竖立警示牌，提醒路过的车辆行人，注意观察野象活动迹象，提前做好防范，避免受到野象的攻击。

2017 年，西双版纳保护区管护局尝试采用防护栏保护村民，在景洪市大渡岗关坪三六队和香烟箐，投资 172 万元为 5 户地理位置特殊的村民庭院，安装了总长 1350 米的防护栏。防护栏采用直径 15 厘米的钢管作为立柱，横担 4 根直径 10 厘米的钢管，高 2.2 米，围栏建成至今，成功防止野象进入房屋庭院 12 次，这是防范野象危害村民的新尝试。

云南是中国最早建立国家保护野生动物肇事补偿制度的省，并一直在探索保险公司投保理赔的补偿机制。因野象肇事损毁的农作物和经济作物补偿标准调整过数次，现在野象毁坏一亩玉米补偿 400 元，毁坏一亩水稻补偿 500 元。但是，一亩水稻和玉米按收成计算，价值远大于补偿标准。补偿金额与群众期望获得的金额有较大差距。因野象肇事死亡人员抚恤金先后调高了 4 次，目前抚恤金为 20 万元。受伤人员医药费用全额报销，适当给予误工补贴。

林业主管部门采取的管理和防范野象的措施，归纳起来有如下 4 类。

（1）在野象活动的区域设立警示牌，通告公众注意防范。

（2）在野象活动区域的村寨建立监测预警系统，发现附近有野象出没活动，及时通报，告知村民和路人主动回避。

（3）对村民进行防范野象的安全教育培训，让大家认识野象的危险性。

（4）建立规范的野象肇事补偿制度。

五、主动防范亚洲象

过去野象极少主动攻击人类，近年来野象主动攻击人类的案例数量不断上升，其中原因尚不清楚。但是多数案例表明：野象攻击人的情况，发生在人过于靠近亚洲象，或者在山路上突然遭遇野象。因此，在野象活动区域，不论是做农活，在森林中采集林下产品，还是开展野外调查，都应该提高主动防范意识，争取及时发现野象，避免与野象近距离接触，从而保证自己的人身安全。

在野象分布区进行野外活动前，首先要从当地主管部门或者当地村寨了解近期野象的活动情况，如果得知野象在附近活动的信息，应该停止外出活动。如果必须外出活动，则应保持高度戒备，整个野外活动期间坚持做到一听、二看、三闻，及时发现野象。

一听：请当地对野象非常熟悉，经验丰富的村民作为向导陪伴。不要穿着鲜艳衣服，行走中保持安静。一定要不时地停下来，倾听周围的动静。进入森林或橡胶林时，要小心注意周围的任何动静，保持高度警惕。野象在进食和玩耍时，会拉拽或拉倒树木、树枝、竹子，发出很大的声音。在森林中听到这些声音时，一定要加倍小心，判断声音来源，确定野象的方位和距离。由于野象是以群体为单位活动的，当它们自由取食的时候，象在一个区域内散布得比较开。发现野象活动，切忌靠近，防止无意进入象群之中。采取绕道行走避开亚洲象活动区域。

二看：野象体形庞大，它们会在松软的地面留下明显的巨大足印，路边的树干上会留下野象身体与树干摩擦的泥痕，泥痕的高度通常为 2~3 米，地上会有野象的新鲜粪便，被野象弄断或扳倒的树木或竹子，野象经过时踩倒的植物，以及取食痕迹。如果这些活动痕迹十分新鲜，说明野象就在附近活动。先观察判断象群移动的方向，再确定自己离开的路线，然后迅速离开野象活动区域。

三闻：刚刚经过某地的野象，通常会留下很浓烈的野生动物特有的尿骚味。如果在森林里闻到野象这种特殊的气味，应该尽快离开该区域。

六、遭遇野象的应对措施

在公众的主观认知中，狮子老虎这些凶猛食肉动物才是最危险的动物，大象是比较温顺的动物，这是人们对大型草食动物危险性的错误认识。非洲每年被河马攻击致死致残的人数，远远超过狮子攻击人数的记录。世界各地动物园，被大型草食动物弄死或弄伤的管理人员事故，同样远高于猛兽。

公众觉得亚洲象温顺的印象来自动物园和马戏团，被人豢养并训练有素的亚洲象，给人们温顺、笨拙、听话的印象。然而，亚洲象一旦失控，具有很强的攻击性，因体形巨大，行动迅速，对人往往造成致命伤害。

昆明动物园前些年，有只亚洲象因长时间表演，不服从驯象员要求它继续表演的指令，用头将驯象员顶到墙边，驯象员肋骨折断，内脏破裂，当场死亡。

目睹过野象攻击人的村民描述，野象攻击人时，先是快步追赶，用头将人推倒，然后用脚踩踏；或者用长鼻将人卷起，扔到地上，再用脚反复踩踏，遇难者的遗体往往惨不忍睹。

分析野象肇事导致的人员伤亡事故，多起惨案的共同特点：受害人要么对野象危险性无知，与野象距离过近，遭到野象攻击；要么对野象没有警惕性，突然遭遇野象，躲避不及，遭到野象攻击；或者被野象追赶时，逃跑方法不恰当。与野象相遇，应按照下面的建议去做。

1. 不要挑逗野象

在山野、森林、村寨、农田遭遇野象，或在野象谷旅游景区遇到野象，不要站立在毫无保护措施的地带围观。切忌人群挤在一起围观，尤其是老人、小孩和行动不便者，更不能走到野象附近围观。在野象谷景区正确的方式是站在高架桥上观看野象，在其他地方，应站在野象无法到达的地点观看。观看野象时，严禁大声喧哗起哄，严禁抛掷物体挑逗野象。

2. 与野象保持足够的安全距离

经过野象频繁活动的区域，应该提高警惕，注意防范，看到野象后要与其保持足够长的安全距离，不要因为好奇趋近观察，要尽快离开。在公路、果园、农田等开阔地带与野象遭遇，应该与野象保持至少 50~100 米的距离，同时计划好自己的逃跑路线。一旦野象靠近，尽快后撤以确保安全。

3. 避免在野象活动区域干活

去农田、果园、胶林劳动时看见野象，不应该走近驱赶，而是要迅速撤退到视野良好的开阔地带或道路上，与野象保持足够长的安全距离。等待野象全部离去后，先让经验丰富的人前去查看，确认野象已经完全远离，方可前去从事生产活动。否则，极易产生悲剧。

4. 夜间不要外出活动

在野象活动的区域，夜间不要外出活动。野象借助听觉和嗅觉，夜间行动自如，而人类夜间对周围情况的认知能力十分有限，若与野象遭遇，通常极其危险。野象谷景区一名女性摊贩，就是因为夜间上厕所，没有发现附近的野象，遭到攻击丧命。

5. 远离特殊的野象

单独活动的独象、处于发情期间的公象和带有小象的象群，它们的警惕性和自我保护意识极强，更容易对人发起突然攻击，野外与这些野象相遇，应该加倍警惕，尽量远离它们。

七、遇到野象攻击的对策

野象对人发起攻击前，首先会发出警告声，张开大耳，甩动长鼻，然后快步向人冲过来。在开阔地带看见野象发动攻击，应该以最快的速度向后方空旷的地方逃跑。野象因为身高腿长，步幅非常大，短距离奔跑速度超过人类狂奔的速度。所以必须以最快的速度向后方逃跑。与野象拉开足够的距离后，通常情况下野象会停止追赶。

如果身上背负有背包等沉重物品，会导致无法安全脱身，应该迅速将背包摘下，抛向野象，一来分散转移野象注意力，二来减轻自己的负担。

在森林里遇到野象的攻击，应该尽快朝着陡坡向上或向下斜着奔跑，甚至不惜受伤直接滚下陡坡。野象体形庞大，它们不敢在陡坡上快速奔跑，因为不容易保持身体平衡，容易摔倒。

遇到野象攻击时，切忌跑向杂草丛生的平缓区域，在森林中切忌向灌木丛生密布藤蔓的地方奔跑，因为这些草丛灌丛藤蔓很容易将人绊倒，成为阻碍人类逃命的障碍，但是对野象奔跑基本没有影响。

遇到野象攻击，虽然有藏在灌丛或草丛中躲过攻击的案例，但依据野象的习性分析，狂躁暴怒的野象轻而易举就能将藏在灌丛或草丛中的人弄死。如果不是毫无办法，不要尝试钻进灌丛躲避野象攻击。

遇到野象攻击时若周围没有陡坡，尽量利用野象无法将之推倒的大树或竹丛，与野象周旋。但是此方法对于一群野象则没有效果。切忌爬向大树和竹子，因为树和竹子直径过小的话，野象很容易将其推到，如果树和竹子过大，人不容易爬上，耽误宝贵时间。如果爬得不够高，会被野象用长鼻将人卷下来。

在公路上遭遇野象攻击，无法迅速逃脱的话，可以顺着公路较高的护坎陡坡滚下去或跳下去，或者爬上陡坡。曾有人遭遇野象攻击时采用这个方法保住了性命。

在确定无法逃脱的情况下，可以尝试对着野象大声喊叫，曾有人用此方法保住性命，但是这个方法没有经过检验，只是村民传说，只能在万不得已的情况下尝试。

遇到野象攻击的求生原则，就是宁肯在逃跑中受伤，也要避免遭到野象攻击。在逃跑中受伤，远胜过被野象追上，被野象攻击的人生还概率极小。云南野象肇事造成的人员伤亡数量，远远高于云南省其他所有野生动物肇事造成的人员伤亡总和。

救助遭到野象攻击的受伤者，或为受害者收敛尸体时，首先一定要保证自己的安全，观察野象是否还在现场逗留，或在附近活动。如果还在，不要贸然前去救助。应该先想办法将野象驱离，并安排人员观察警戒野象的动态，然后再开始救助行动，否则救援人员极可能遭到野象攻击。

八、驾车遭遇野象的处置措施

随着公路建设不断完善，亚洲象分布区域的公路网四通八达，分割了自然景观，改变了野象的迁移路线。野象横穿公路或在公路上活动的情况日益增多，造成多起野象与汽车相撞的事故，导致野象攻击汽车，伤及驾驶员和乘车人员。

思茅至小勐养高速公路，全长 98 千米，其中有 18 千米穿越西双版纳国家级自然保护区勐养子保护区。关坪至野象谷路段是亚洲象活动最频繁的区域。据高速公路管理部门统计，从 2006 年 4 月至 2008 年 5 月，高速公路刚通车的两年时间，野象上高速公路 116 次，平均每月 4.5 次，造成数起车象相撞事件。

在野象活动区域的公路上开车，按照以下建议去做：

1. 控制车速注意观察

野象在公路上的出没时间没有规律，通常是象群集体行动，偶尔也会有落单的野象尾随其后。在有野象活动的公路上开车，一定要适当放慢速度，注意观察前面和道路两侧情况，察看是否有野象出现。在高速公路上行驶，将时速控制在 60~70 千米，普通公路行车时速控制在 30~40 千米。夜晚行车或行至半径较小，视距较窄的公路弯道，还应进一步减速，同时注意观察道路前方和两侧的情况。

2. 与野象保持安全距离

在公路上看到野象，一定要及时刹车，与野象保持 100 米以上的安全距离，能在 200 米外更好。不要试图开车靠近野象。等象群过去后，耐心观察后面有无落单的野象，确认无落单野象，道路安全后方可继续行车。

3. 不要离开汽车

千万不要离开汽车,冷静待在车里观察野象动态,然后再决定是缓慢前进,还是原地等待,或者调头离开。

4. 不要制造噪音或故意鸣笛

与野象在公路上相遇,不要制造噪音或故意鸣笛、打双闪灯、变换大灯的远近光,避免野象受到惊吓,攻击汽车,伤及乘员。笔者曾在西双版纳野象谷景区看见一群野象,经过路边停放的桑塔纳轿车,触动了汽车防盗装置,汽车响起报警声,报警灯闪烁。一头被噪音和闪灯激怒的野象,将一条前脚踏上引擎盖用力踩踏,直到将轿车引擎盖弄坏,报警声消失,灯光熄灭后,它才扬长而去。

5. 禁止使用闪光灯对野象拍照

不管白天还是夜间,在汽车里对野象拍照,禁止使用闪光灯,避免惊吓野象。笔者认识的一位保护区工作人员,帮采访记者拍摄野象,因闪光灯刺激野象,遭到攻击。所幸他经验丰富,利用大树与野象周旋,只是受伤,没有送命。

6. 靠道路一侧停车等待

遇到野象在公路上活动,需要停车等候,不要将车停在道路中间,靠道路一侧停车,确保道路通畅。

7. 拨打"110"报警

在公路遭遇野象活动,阻塞交通,尽快拨打"110"报警。由公安部门通知有关部门处理。虽然有关部门不能让野象听从指挥,但可以指导你正确应对。如果在野象横穿公路的现场有相关人员指挥,要听从指挥。

九、对问题象应及时处理

云南肇事的野象,以单独活动的独象危害最大,肇事较多。经常肇事杀人的野象,动物学家称为"问题象"。国际上对危害人类生命安全的问题动物,处理方式要么射杀,要么捕捉后禁闭在动物园饲养,毕竟人命关天。

2014 年 10 月和 11 月，在普洱市思茅区造成人员 3 死 2 伤的 4 头独象，活动范围大，攻击性强，村民对这几头独象十分恐惧，要求主管部门将它们移走。当地政府上报野生动物主管部门，要求将这 4 头野象捕捉，送去动物园关养。

在勐海县和澜沧县交界地区活动的独象当中，有头被当地村民称为"老三"的独象，孤僻暴躁易怒，身负多重案底，冲撞汽车，攻击村民，背负数条人命。"老三"属于破坏性巨大，对人身安全有严重威胁的问题象，按理应该尽快妥善处理。但是，野生动物管理部门和动物专家对如何处理这些问题象，没有形成明确的处理原则和科学可行的方案，虽然有过几次研究讨论，但一直没有行动，造成"老三"迄今依然"逍遥法外"。

管理野生动物肇事，对问题动物尽快处理安置是一条重要原则，这样可以减少肇事案件的发生。若不及时处理，社区群众对保护野象的抵触情绪会日益增长，成为自然保护的新问题。

为了保护亚洲象，缓解人象冲突，当地人民政府和林业主管部门做了大量的工作，亚洲象分布地区的居民做出了极大牺牲，但人象冲突矛盾仍然没有得到有效缓解。在中国这个人口密度极大，自然生境面积有限的国度，人类如何与陆地上最大、最聪明、最具破坏力的野生动物和谐共处，仍然需要长期的探索与实践。

十、野象伤人案例与教训

20 世纪 80～90 年代，云南数年才发生一起野象攻击人类的案例。进入 21 世纪后，几乎每年都会发生数起野象肇事，攻击人类的案件。最近几年，野象肇事杀人伤人的案件进一步增加。记述野象肇事的案例，主要是希望读者从中吸取经验和教训。

（1）1999 年，在普洱市，一位记者在森林里拍摄野象，因不了解野象习性，距离野象过近，遭到野象攻击时无法逃脱，不幸殉职。

（2）2002 年 8 月，一位记者在勐腊县勐满乡专心拍摄野象时，没有注意到野象靠近，遭到野象攻击，不幸遇难。

（3）2007 年 8 月 10 日，普洱市糯扎渡乡野象群从森林走到村边，从未见过野象的村民上前围观。野象发起攻击，一村民逃避不及丧生。

（4）2008 年 1 月 24 日，一名美国籍游客在野象谷游道上，近距离观看野象，野象突然发动攻击，导致重伤。

（5）2014 年 11 月 8 日 16 点 30 分，思茅区六顺镇团结村景东寨村民小组两位老年人，在羊羔寨山转角楼咖啡地除草后回家，在小路拐弯处与一头野象近距离相遇，野象用鼻子将 72 岁的村民杨××卷起，丢到咖啡地里，又用脚踩踏，导致杨××当场死亡。另一位老人躲在路边灌丛中，没有遭到野象攻击。

上面 5 个案例，都是受害人与野象距离过近，野象发起攻击无法逃脱，不幸丧命。

（6）2008 年 6 月 1 日，景洪市勐养镇野象谷景区一位女性摊摊贩，夜间外出上厕所未带手电，近距离与野象遭遇，逃跑中被藤蔓绊倒，被野象追上踩踏丧命。

这个案例是夜间外出，没有及时发现野象，不幸遇难。

（7）2005 年春节期间，在思茅—小勐养高速公路建设工地做工的一名四川籍农民工，对亚洲象十分好奇，邀约一群工人尾随观看在公路附近活动的野象，并向野象投掷石块，激怒野象，遭到攻击丧生。

这个案例是受害人没有相关知识，挑逗野象惹来杀身之祸。

（8）2005 年 10 月 16 日晚间，勐腊县上中梁村一名外地来当地承包村民土地的人员，去玉米地点火防象，不慎进入在玉米地觅食的象群之中，遭到象群围攻丧命。

（9）2018 年 2 月 3 日，普洱市澜沧县两名野象监测员，骑着摩托车在与勐海县勐阿镇毗邻地区观察野象动态，因浓雾笼罩，两人未察觉已经进入象群活动区域，遭到野象围攻，一位监测员侥幸逃脱，一位不幸遇难。

这两个案例为受害人不慎进入野象群中间，遭到野象围攻。

（10）2014 年 3 月 13 日，江城整董镇滑石板村委会新康村民小组蔡××的妻子在咖啡地打农药，遇到野象袭击身亡。肇事现场遗留踩烂的喷雾器，散布遇害人的脑颅、身体、四肢，地里脸盆大的圆形脚印说明凶手就是野象。

（11）2014年4月12日8时，村民赵××带着13岁的儿子在玉米地除草，遭到野象攻击，赵××被野象踩死。侥幸逃脱的少年受到惊吓，连续3天不会说话，常在深夜惊醒大叫："大象来了！大象来了！"

这两个案例是在地里干农活，遭到野象攻击丧命，但因细节不详，无法分析具体原因。

（12）2014年10月4日下午6点左右，思茅区六顺镇团结村黄草坝村民小组村民李××和妻子杨××，在落伍寨大独田咖啡地割草，因割草机故障进行修理，割草机汽油发动机反复启动的噪音，激怒藏匿在附近森林里的一头独象，这头象从森林中循声而至，先袭击杨××，然后攻击李××，导致李××当场死亡，杨××严重受伤。

这个案例比较特殊，其他肇事案件都属于人与野象近距离相遇，或挑逗野象，遭到攻击。此案例是割草机的噪音激怒野象，野象从森林中出来主动寻衅，攻击受害者。

（13）2006年10月27日深夜2点，野象谷隧道南侧观象台附近，6头野象跨上高速公路，一辆从昆明开往景洪的篮箭轻型卡车撞上一头成年雌象，驾驶员紧急制动降低车速，野象被撞倒，但未受到严重伤害，汽车车头撞坏，驾驶员受轻伤。被撞野象起身后与象群一起离开了现场，没有对车辆和人员进行攻击。

（14）2007年10月12日晚8：40，一辆福特汽车行至野象谷附近，发现前方30米处有野象跨上公路，马上紧急制动，汽车撞到了野象屁股。被撞野象发怒，将汽车弄坏才离去，致使车上6人有3人受伤，车辆受损严重。

（15）2017年11月，一头雄象出现在勐海县勐旺乡坝散村附近的公路上，它踩踏、蹭靠七八辆轿车后，用头将一辆中巴车挡风玻璃顶碎，吓得车里的旅客乱喊乱叫，所幸没有造成人员伤亡。最后它掀翻一辆轿车后，才优哉游哉的离开。

这3个案例均发生在公路上，前两个与野象相撞的汽车，属于驾驶员车速过快，没有注意观察路况。

（16）2017 年 8 月 3 日 21 点，普洱市澜沧县发展河乡黑山村村民韩××携妻子李××和儿子韩××，骑摩托车去景洪市打工。不听澜沧县野象监测人员劝阻，行至勐海县勐阿农场八队时，遭遇野象攻击，韩××弃车逃脱，妻子和儿子均被大象踩踏死亡。

这个案例属于不听劝阻，执意进入野象活动区导致的惨剧。

第三章 防范野猪伤害

一、野猪基础知识

1. 野猪的分类与习性

野猪（*Sus scrofa*）在分类上隶属哺乳纲偶蹄目猪科，广泛分布于欧洲和亚洲大陆。野猪有两个近亲：分布于非洲的疣猪和栖息于美洲的西貒，西貒又称美洲野猪。

饲养的家猪由野猪驯化而来，它们可以自然杂交产生可生育的后代。美国有很多逃逸到野外自然野化的家猪，美国人把野化的家猪也叫作野猪，但是有一个专门的名词，叫作 Feral hogs，而真正的野猪叫 Boar 或者 Wild boar。这些野化家猪外形特征介于野猪和家猪之间，有些野化的家猪在野外已经繁殖了很多代。

野猪是杂食性动物，但以植物性食物为主。在人迹罕至的森林，野猪主要在白天活动，在人为干扰活动频繁的地方，或者人类对野猪狩猎压力很大的地区，野猪会改变习性，在夜间活动，盗食庄稼多发生在夜间。

野猪是中国各地山区群众比较熟悉的野生动物。野猪未被列入国家重点保护动物名录，但是属于野生动物保护法中提到的有益、有重要经济、科学研究价值的野生动物。在《国家保护的有益的或者有重要经济、科学研究价值的陆生野生动物名录》中，野猪榜上有名。因此，野猪也是受到法律保护的"三有"野生动物。

2. 野猪的危害

中国 1998 年全面收枪禁猎，近年来保护野生动物和自然环境的举措力度不断加大，群众保护野生动物的意识不断提高，生态环境得到保护和改善，在中国很多山区，野猪数量增长迅速。有些地方野猪泛滥成灾，经常发生野猪毁坏农作物、果园，造成严重经济损失的事件，甚至发生野猪攻击村民，导致死亡的肇事事件。农民上论坛、贴吧，发文发帖诉苦或求助，希望有关部门解决野猪危害问题。据网上一个链接显示，甘肃陇南境内的野猪种群数量达 60 万~70 万头。

在中国湖北、湖南、福建、重庆、四川、贵州、云南等省和直辖市，野猪在局部地区造成比较严重的经济损失，多次发生野猪伤人，甚至将人咬死的事件。云南建水、文山等地发生过数起野猪攻击人的事件，楚雄州双柏县的护林员还观察到野猪捕杀山羊的行为。

美国在 20 世纪 90 年代中期，野化家猪种群数量爆炸式增长，目前 50 个州都有野化家猪的分布。它们适应了野外自然条件下的生活，行为发生较大改变，性情变得比较凶猛，盗食庄稼，毁坏花园树木，攻击人类，造成巨大破坏。美国内务部鱼和野生动物署 2008 年统计，那年野化家猪给美国造成了高达 8 千万美元的综合损失。在美国，户外旅行者遭遇野猪攻击事件不断增加，野猪正在成为美国野生动物中对人类日益增长的威胁。

野猪数量大量增加后，还会带来其他问题。例如，野猪和家猪之间互相交叉感染，可以传播多种疾病，人们比较熟悉的口蹄疫就是其中之一。美国野化家猪中患病的个体，可能会让在森林活动的人员感染一种叫波状热的疾病。

野猪取食植物根茎的觅食行为，对土著植物种类和群落的损害很大，特别是大量野猪在溪流两岸活动时，造成水土流失，污染水流，影响其他水生生物。野猪粪便还会污染水源。野猪的食性很杂，常常与北美洲土著的鹿类、小型食肉动物、火鸡等争夺食物。

3. 野猪的生活习性

野猪容易识别，很多行为和家猪相似。野猪生活环境类型多样，各种食物都吃，繁殖力很强。在大多数山区，野猪主要栖息于森林中，森林中的树木和灌丛为它们提供庇护所和食物。有些山区，野猪白天隐藏在茂密的灌丛草丛中休息，夜间活动觅食。野猪有时也出现于沼泽以及农田等开阔地带活动。野猪爱吃红薯、土豆、西瓜、花生、萝卜、白菜、水稻、玉米。在东北地区，野猪还对山区的苹果园造成危害。

野猪交配期主要在秋天，秋天公猪普遍发情。体形越大的公猪，在争斗中获胜的概率越大，优势地位越明显。优势公猪可以和多头母猪交配。野猪每年产一窝仔猪，产仔数 3~14 头，偶尔也有只产 1 头仔猪的。仔猪的性比基本为 1∶1。野猪的怀孕期为 4 个月，产前 1周，母猪会在草丛或灌丛中构建巢穴。母猪通常 2~3 小时完成生产。仔猪在巢穴中至少待上 4 天，然后跟随母猪外出活动。初生的仔猪有黄褐色条纹，6 个月时条纹逐渐消失，被毛变成黑色或者黑褐色。

野猪喜欢在同一地点睡觉、休息、觅食，也会移动很长的距离寻找食物。如果人类干扰或者施加压力使它们变得警觉，它们的活动范围会从几百公顷扩大到数千公顷。

野猪在各种地形都能迅速奔跑，特别是上山下山时奔跑速度很快，野猪也会游泳。多在清晨、黄昏活动，夜间也会活动。7~10 月野猪常到农地取食糟蹋庄稼，21 点后出来活动，23 点到凌晨 2 点出来觅食的次数较多。庄稼收了之后，野猪没有吃的，就不再出现在农田了。

中国过去曾经一度不加控制地猎捕大型食肉动物，导致目前很多地区野猪的天敌已经绝迹，对野猪数量没有自然控制因素，有些山区野猪数量增长很快。在美国，野猪的天敌也较少。仅有黑熊、山狮、郊狼可以捕捉野猪，鲍勃野猫和猫头鹰会捕杀野猪幼崽。美国有部分州规定，合法拥有枪支的人，可以随时捕杀野猪，不需要猎捕许可证。中国有关法律规定，猎捕野猪需要向主管部门申请狩猎许可证。

4. 野猪的危险性

对于野猪的危险性，山区村民很早就有清楚的认知，俗话说"一猪、二熊、三老虎"，就是说发怒的野猪非常危险，比熊和虎危险性更大，野猪的危险性不容小觑。

依据美国有关部门 2013 年统计，野猪攻击人的肇事案件在冬季最多，达到 33%，基本都发生在白天。夏天只有 17%。在 21 个发生野猪伤人的州里面，严重伤害人员的事件比例，得克萨斯州占 24%，佛罗里达州占 12%，南卡罗来纳州占 10%，从这个比例分析，美国野猪伤人肇事在南方较多。中国各地媒体经常报道某地野猪伤人，但没有具体详细的统计数据，难以分析发生规律和地域特点。

野猪体形大奔跑速度快，发怒的野猪对人具有很大的威胁性。大公猪的体重可达 100~300 千克，最大的野猪体重可以达 500 千克。公野猪锋利的长獠牙和坚硬的吻部，是它攻击的主要武器。野猪奔跑速度很快，能以接近 40 千米的时速对人发动攻击。巨大的冲击力，长而坚硬的嘴筒，加上长 5~8 厘米如同钢刀锋利的獠牙，对被攻击者造成的伤害是非常严重的。野猪有领域行为，对进入自己领域的人类会发动攻击。

在北美炎热天气季节，野猪攻击人相对发生较少。野猪攻击人主要发生在狩猎季节，狩猎者距离野猪较近，被野猪冲撞时造成伤害。偶尔有人走到母猪和小猪之间，母猪为保护小猪对人造成伤害。在中国，野猪攻击人有两种情况：一种是野猪进入农地或村庄，村民企图捕捉野猪，激怒野猪遭到攻击；另一种是有人猎杀野猪，受伤野猪攻击在附近劳动或路过的行人。

二、野猪的管理控制

1. 猎捕野猪的有关规定

按照中国相关法律规定，如果野猪太多，对农作物造成严重影响需要猎捕的，要报县级林业行政主管部门审批。而且规定猎捕时禁止使用地弓、铁夹、吊杠、钢丝套等捕猎工具。未经批准，使用枪支、毒药等方法猎杀野猪属违法行为。法律还规定，因保护国家和地方重点野生动物造成农作物或其他损失的，由当地政府给予补偿，补偿办法由各地政府制定。

2. 猎枪管理规定

公安部规定，对部分深山区、偏僻林区农民为保护生产，防止兽群侵害，确需保留部分猎枪的，可向所在县市公安机关提出申请，公安机关要根据当地是否有使用猎枪护秋及现实是否需要的实际情况从严掌握。

如果采用民间驱赶的方法，不足以减轻野猪对农作物的损害，可以向公安机关申请猎枪，向县林业部门申请猎捕证，组织开展专业捕杀。

3. 科学评估野猪种群数量

中国东部沿海地区、西南地区、华南和华中地区，近年来野猪数量增多，危害明显，与野生动物保护措施力度不断加大有关，也与生态系统中缺少天敌制约相关，这些地区虎、豹、狼、豺等大型食肉动物，要么已经消失，要么数量极少，对野猪数量起不到调控作用。但是，具体到某个县或某个乡镇，野猪数量是否多到需要进行专业捕杀，需要经过全面详细的调查，科学评估种群数量，才能做出是否需要猎捕野猪的决策。很多山区并非野猪数量真的增加了，而是野猪学会到农田偷吃庄稼，让人误以为野猪数量增加了很多。

三、防范野猪取食庄稼

野猪集群活动，如果到农田、果园活动觅食，对农作物的损毁通常比较严重，因此，需要做好防范和驱赶工作。

1. 篝火与声响驱赶

庄稼成熟季节，为防范野猪夜间到地里取食庄稼，应组织人员看护。可以在地边燃烧篝火，或者敲锣打鼓制造响声，驱赶野猪。将一盘蚊香每隔小一段挂上一只鞭炮，悬挂在树枝上，点燃蚊香后，每隔一段时间，蚊香会点燃鞭炮的引信，发出爆炸响声。闻到蚊香的气味和受到鞭炮声惊吓，野猪会有一段时间不会再来取食庄稼。也有人在地面安装照明灯或频闪灯，用灯光恐吓驱赶野猪。

2. 围墙和篱笆阻隔

在农地周围建立阻止野猪进入的围墙、篱笆、刀片铁丝网，或者布设高压脉冲电网，阻止野猪进入农田取食农作物。

3. 气味驱赶

有些山区村民杀猪之后，把家猪内脏或者是猪毛，堆放在野猪经常出没的农田里，在一定时间内，能起到驱赶野猪的作用。

4. 捕捉猎杀

获得主管部门的捕杀野猪的行政许可，可以在野猪必经之路上使用捕兽笼捕捉野猪，或者使用猎枪射杀野猪。其他野猪见同伴被捕捉或被射杀，较长时间内不敢再来。

四、防范野猪伤害

野猪是杂食性动物，在自然界是大型猛兽的食物，通常不具有攻击性。一般来说，人不去招惹野猪，野猪通常也不会伤害人。但是最近十多年里，中国多地报道野猪攻击人导致伤亡的事件。云南也发生过数起野猪伤人，甚至将人咬死的案例。云南双柏县的护林员巡山护林时，曾看见野猪追捕村民放牧在森林里的羊，并有吃羊的行为。随着环境和食物的变化，野猪的行为和食性是否也在发生变化，还需要开展更多的科学研究，才能得出答案。

由于近年来野猪伤人事件时有发生，因此在野外劳动或工作时，应注意防范野猪攻击。

1. 避开野猪活动高峰期

野猪多在黎明和黄昏活动，野外活动尽量避开这两个时段。在野外活动时与同伴讲讲话、唱唱歌、有意发出一些声响，野猪有极好的听觉和嗅觉，听到这些声响，通常会主动躲避人类。

野猪的觅食痕迹非常明显，容易识别。野猪的足印比鹿的足印宽短，同样长度下显得更宽，相对也容易识别。

2. 遇见野猪的处置方法

遇到野猪，与遭遇其他大型野生动物相同，保持站立，不要逃跑，环顾四周后决定对策。附近若有能够爬上去的大树，或者能爬上去的大岩石，如果野猪冲过来就爬树或者爬到大岩石上，躲避野猪的冲撞。爬到树上躲避野猪，离地高度至少达到 2 米以上，因为大野猪能将前脚搭在树干上，用后腿站立咬人。如果野猪只是保持警戒姿势与人对峙观察，那就保持镇定，慢慢后退，离开野猪。

不要有意接近野猪，更不要企图喂它们。野猪感觉自己受到威胁时，会变得非常危险。

3. 不要使用闪光灯拍摄

如果拍摄野猪，注意与野猪保持足够的安全距离，不要使用闪光灯，以免野猪受到惊吓，发动攻击。

4. 远离带崽的母猪

如果在山野中发现母野猪带着小野猪，与它们保持足够的安全距离。尽量避免站在母猪和小猪中间，为了保护小猪，母野猪变得非常危险。美国就曾发生过农民站在小野猪和母野猪之间，遭到母野猪攻击，严重受伤的案例。

5. 正确躲避野猪攻击

如果野猪迎面向你冲过来，保持镇定，面对野猪双腿分开站立，在野猪抵达你跟前的那一刻，迅速侧身让开，以躲避野猪那力量极大的甩嘴攻击，以及獠牙造成的剐伤。野猪因为颈短而直，冲撞人时不容易在最后一刻改变方向。野猪的第一次冲撞经常是虚张声势，取决于你的精准反应。面对野猪直接冲撞，想象它像一头公牛，你是斗牛士，当它冲到你跟前的那一刻迅速让开，然后马上做好准备，对付野猪的下一次冲撞，保持冷静与野猪周旋。人不是野猪经常寻觅的食物，野猪只是想把人这个威胁从它的生活中清除，大多数野猪对人的攻击持续时间，不会长于 1 分钟。

与野猪周旋时，最好站在没有障碍物上的空旷地上，尽量保持站立姿势，一旦被它撞倒在地，或自己滑倒在地上，就会处于最糟糕的状态，野猪对倒在地上人的啃咬，绝对会造成更为严重的伤害。

第四章　防范毒蛇伤害

全球人类被有毒动物咬伤中毒或导致死亡，毒蛇占据第一位。据估计世界每年有 100 万~170 万人被毒蛇咬伤，有 5 万~10 万人中毒死亡，还有相当一部分被毒蛇咬伤的患者留下终身残疾。在印度、缅甸、柬埔寨等国，每年累计有上万人被毒蛇咬伤。在印度南部，毒蛇咬伤致死是当地居民非正常死亡的主要原因。而在发达国家，被毒蛇咬伤致死的人数则要少得多，美国每年被毒蛇咬伤致死的人仅为 20 人左右。

中国每年被毒蛇咬伤者为数不少，尤其是蛇类较多的南方各省区。浙江某县人口 50 多万，每年被毒蛇咬伤的人数达到 300 人；云南德宏州 2017 年 3~5 月，就有 20 多人被毒蛇咬伤，送到医院救治。因此，经常在户外活动和工作的人，需要学习掌握防范毒蛇伤害的知识。

一、蛇类基础知识

1. 毒蛇种类

蛇类是陆地上分布范围最广的爬行动物，热带、亚热带和温带均有它们的踪迹，但在不同的地区，蛇的种类和数量不尽相同。越接近热带地区，毒蛇的种类和数量越多。全球现有蛇类 3000 多种，有毒蛇类约为 650 种。

中国部分省区位于热带，大部分省区位于亚热带和温带，适合蛇类栖息繁衍。中国蛇类很多，分布亦广。赵尔宓所著《中国蛇类》

记载蛇类 205 种，其中有毒蛇 50 余种。

2. 蛇的感官

蛇的眼睛大小因各个种的生活习性不同而有差异，体形较小而且活动比较隐秘的蛇类，眼睛较小，瞳孔较圆；在白天捕食的蛇瞳孔也比较圆，但它们眼睛更大。白天活动的蛇常会停下，抬起头部以获得更佳的视野，说明视觉对它们的重要性。夜间活动的蛇类瞳孔通常呈竖线状，白天活动时能收缩成一条狭窄的缝，以保护敏感的视网膜。蛇眼的晶状体呈圆形，不能改变曲率，只能靠晶状体前后移动来调节焦距，因此多数种类的蛇视力较差。很多种蛇的视网膜上无视凹，只能看到运动物体，对静止物体不敏感。夜间活动的蛇，在视网膜和眼球后壁的细胞中，有种叫结晶鸟嘌呤的色素，在夜间非常微弱的光线下，这种色素可使细胞产生视觉兴奋。蛇是否能够分辨颜色尚无定论。

蛇没有外耳开口，只具备内部听力结构，对声音的感觉能力很差，基本上是聋子。蛇虽然听不见声音，但对地面震动却非常敏感。

对于大多数蛇类，嗅觉在捕食、躲避天敌、寻找配偶中最为重要，蛇类主要靠嗅觉探测周围的环境，因此蛇经常吐出带叉的舌头，探查环境中的气味。有些蛇在头侧有颊窝，是探测红外线的器官，如蝮蛇、五步蛇、烙铁头蛇和竹叶青蛇均具颊窝。颊窝位于眼和鼻之间，分内外两室，分布有三叉神经末梢。蛇类颊窝可以探测环境中千分之几度的温度变化，所以有颊窝的蛇能轻而易举地测出恒温动物辐射出来的红外线，确定其方位进行攻击。

3. 蛇类运动速度

蛇的行进主要靠蜿蜒运动，有些短粗的小型蛇可以做伸缩运动，看上去好像在迅速地弹跳，这种伸缩运动可加快前进的速度。体形中等的蛇，能以时速 4~5 千米的速度移动，与人类步行速度相当。多数蛇正常游动的速度每小时只有 1.5 千米左右，移动速度较快的非洲树眼镜蛇，时速能达到 11 千米。有资料说非洲的曼巴毒蛇，短时间内运动时速可达 24 千米。蛇若高速移动，很快会耗尽气力，因此仅能移动一小段距离。蛇受到惊吓逃匿时，运动速度会较人步行速度略快一些。

蛇的运动速度并不快，为什么很多人会有蛇行动很快的错觉呢？这是因为很多人对蛇天生就有恐惧感，与蛇遭遇的野外地形复杂，行走不便，加上心慌紧张，故产生蛇移动很快的错觉。但是，蛇将身体收缩成"S"形，做好攻击准备，在短距离内，蛇的攻击速度还是非常快的。

二、毒蛇基础知识

1. 毒蛇和无毒蛇的区别

很多毒蛇的头部呈三角形，例如五步蛇、蝮蛇、烙铁头、竹叶青、蝰蛇都具有三角形头部，但有些毒蛇的头部不呈三角形，与大多数无毒蛇头形相似，金环蛇、银环蛇、眼镜蛇是具有椭圆形头部的剧毒蛇。也有少数例外的无毒蛇，如颈棱蛇，它的头部呈三角形，很像毒蛇的头部，花纹也与蝮蛇相像，学者称它"伪蝮蛇"。

无毒蛇长得与有毒蛇相似，并模拟有毒蛇的行为，生物学上称为"拟态"。而无毒的翠青蛇，因与竹叶青蛇的颜色和大小酷似，常被误认为是毒蛇，遭到打杀。

眼镜蛇和眼镜王蛇这两种毒蛇，头虽然不是三角形，但它见到人就竖起上半身，颈部膨大扁平，发出"呼、呼、呼"恐吓声，身体背面有独特的斑纹，容易识别辨认。

毒蛇和无毒蛇从尾部形状判断，比从头部形状判断更加准确，毒蛇肛门之后的尾巴短秃，无毒蛇的尾巴在肛门之后细长。

要准确区分毒蛇和无毒蛇，科学的方法是将蛇捕捉后，检查口内有无大而略弯的毒牙，有毒牙就是毒蛇。对不清楚是否有毒的蛇，切记不可徒手捕捉。如果需要捕捉，一定要使用工具，以免徒手提蛇时失手被咬中毒。

无毒蛇没有毒牙和毒腺，毒蛇有毒牙和毒腺。毒牙按其构造和着生的位置，分为沟牙和管牙两类。沟牙类毒蛇在上颚骨生长一对到数对沟牙，每个沟牙的前面，有能让毒液流通的纵沟与毒腺相接。沟牙类毒蛇的毒牙依其着生位置，分为前沟牙类毒蛇和后沟牙类毒蛇。眼镜蛇、金环蛇、银环蛇、海蛇属于前沟牙类毒蛇；游蛇科的有毒蛇，如堤蛇、水泡蛇等，属于后沟牙类毒蛇。前沟牙类毒蛇毒性比较猛烈，后沟牙类毒蛇的毒性相对较弱。

管牙类毒蛇有一对中空呈管状的毒牙，着生在上颚骨前方上面，管牙中空，上端与毒腺相接，牙的末端附近有小孔与外界相通。管牙形状较大，可以运动。管牙之后常有若干个副牙，遇到主牙缺损时能依次替补。蝰蛇、尖吻蝮、蝮蛇、竹叶青蛇、烙铁头蛇属于管牙类毒蛇

2. 蛇毒类型

蛇毒是成分比较复杂的蛋白质化合物。新鲜毒液多为黄色或淡黄色液体，黏性很大，易溶于水，含水量 50% ~ 70%；比重在 1.03 ~ 1.1 之间。新鲜毒液放置 24 小时后会腐败变臭。

毒液干燥后为黄色结晶，可保持数十年毒性不变。死了的毒蛇，其毒牙仍然有毒。在接触干薪蛇、白花蛇等以毒蛇制造的中药材，或毒蛇生物标本时，应注意不可让这些药材或标本的毒牙刺破皮肉，引起中毒。

蛇毒含有多种酶，中毒作用主要由溶蛋白酶和磷脂酶引起。磷脂酶是引起溶血的主要因素，该酶作用于卵磷脂，具有溶血性能，并能损坏毛细血管上皮，引起出血。

蛇毒中的心脏毒素作用于心肌，造成动物心力衰竭死亡。凝血素引起血栓形成，抗凝血素能破坏纤维蛋白和纤维蛋白元，溶蛋白素能溶解所有组织的蛋白质，凝集素使血细胞凝集，引起组织缺氧，抗毒素使肝脏产生有害物质而损害机体。

蛇毒分为神经毒和血循毒两类。神经毒素主要作用于神经系统，可直接作用于延脑的呼吸中枢，也能通过脊髓神经使呼吸肌和骨骼肌麻痹，最终因窒息死亡。眼镜蛇科的蛇毒以神经毒成分为主。

血循毒主要作用于血液循环系统，中毒者最终因中毒引起心脏衰竭、溶血、出血、凝血、血管内皮、细胞破坏等情况导致死亡。蝰蛇科和蝮蛇科的毒液以血循毒成分为主。

蛇毒进入人体后的散布方式有两种：一种是毒液直接随着血流散布；另一种是随着淋巴循环散布，这是毒液散布的主要方式，散布速度较慢。被毒蛇咬伤后，及时急救处理，将大部分毒液吸出，可以免除因中毒引起的致命危险。

各种毒蛇的毒性强度不一，被毒蛇咬后引起的中毒反应也不一样。表4-1列出常见毒蛇一次放毒量和致人死命的干毒量。

表4-1　　　　　　　　毒蛇放毒量和致人死命的毒量

毒蛇名称	咬一次放毒的干物量（毫克）	致人死命的蛇毒干物量（毫克）
眼镜蛇	211～578	15
眼镜王蛇	200	12
金环蛇	43	10
银环蛇	5.4	1
海蛇	6～9.4	3.5
蝰蛇	72	42
蝮蛇	45～150	25
竹叶青蛇	14.1	100

三、中国常见毒蛇

中国有50多种毒蛇，但对人类伤害较大，能致人死命的毒蛇，主要是金环蛇、银环蛇、眼镜王蛇、眼镜蛇、尖吻蝮、高原蝮、蝮蛇、菜花原矛头蝮、矛头蝮、竹叶青蛇、蝰蛇、海蛇等20多种。其他的毒蛇，毒性较轻，分布区域相对狭窄，种群数量较少，咬伤人中毒死亡的案例较少。例如坭蛇、水泡蛇、缟水蛇、繁花蛇、绞花蛇、紫沙蛇、美丽金花蛇、大绿蛇、锥吻蛇、瑰纹蛇、台湾瑰纹蛇、丽纹蛇、扁尾蛇、半环扁尾蛇、黑链蛇、黑头蛇等。

对中国分布较广，对人伤害较多的常见毒蛇描述如下：

眼镜蛇科环蛇属种类为体形中等到较大的前沟牙毒蛇，全长 1.5 米左右。该属有 12 种，分布于亚洲南部，中国分布有 3 种。

1. 金环蛇（*Bungarus fasciats*）

地方名 枪箍蛇、铁包金（云南、广东），金报应、金脚带、金包铁（两广），四十八节（湖南），玄南鞭（福建），金甲带、黄节蛇、玄坛鞭、国公鞭（江西）。

英文名 Banded Krait

形态特征 体形中等略偏大的前沟牙类毒蛇。头椭圆而略扁，吻端圆钝，与颈部略可区分；鼻孔较大；眼小，瞳孔圆形；躯干圆柱形，背脊明显棱起；背中央的一行鳞片特别大；尾短，末端为钝圆形。通身有约等宽的黑黄相间的环纹。黄色环纹 20~26 个+3~5 个，有的个体在黄色环纹中央散有黑褐色点斑，头背黑色或黑褐色；枕及颈背有污黄色的" ∧ "形斑。

体形大小 标本记录雄蛇全长/尾长 1444/142 毫米，雌蛇 1528/137 毫米。

鳞被 无颊鳞；眶前鳞 1（个别为 2），眶后鳞 2（个别两侧或一侧为 1），颞鳞 1+2；上唇鳞 7（2-2-3）；下唇鳞 7（个别为 6），前 3 对或前 4 对接前颔片；颔片 2 对。背鳞平滑，通身 15 行，背鳞扩大呈六角形；腹鳞 214~223；肛鳞完整；尾下鳞成单，31~40，少数雄性的第 29、第 30 和第 35 尾下鳞成对。

生活习性 栖息于丘陵山地，主要在夜间活动。喜在水域附近觅食，捕食鱼、蛙、蜥蜴、小蛇以及鼠类。金环蛇怕见光线，所以白天往往盘着身子，把头埋在肚底下，但晚上很活跃，毒性猛烈。

地理分布 云南、广西、广东、海南、福建、江西、澳门等地。垂直分布从沿海低地到海拔 1000 米左右。为两广地区最常见毒蛇，也是药用和食用最普遍的毒蛇。国外分布于印度东北部及东南亚各地。

2. 银环蛇（*Bungarus multicinctus*）

地方名 秤杆蛇（云南），银脚带、银包铁、过基甲（两广），白节蛇、簸箕甲（福建），雨伞蛇、百节蛇、白节仔（台湾），手巾蛇（台湾、福建）、百步梯、吹箫蛇、竹节蛇（江西），寸白蛇（广东、湖南、江西、浙江），团箕甲、白带蛇（浙江）、四十八节、银报应、甲带（湖南），节节乌、洞箫蛇、（福建、湖南、江西），金钱白花蛇（出壳 10 天左右的幼蛇干制而成的中药名）。

英文名 Many-banded Krait

形态特征 体形中等略偏大的前沟牙类毒蛇。头椭圆而略扁，吻端圆钝，与颈部略可区分；鼻孔较大；眼小，瞳孔圆形；躯干圆柱形，尾短，末端略尖细。背面黑色或黑褐色；腹面、上唇、颈侧白色；通身背面有黑白相间的横纹，白色横纹数 25~50 个+7~18 个；腹面白色。头背黑色，枕及颈背有污白色的"∧"形斑。

体形大小 标本记录雄蛇最大全长/尾长 1555/160 毫米，雌蛇1430/166 毫米。

鳞被 无颊鳞；眶前鳞 1，眶后鳞 2，颞鳞 1+2；上唇鳞 7（2-2-3 式，少数个体 2-1-4 式），个别一侧 8（2-2-4 式）；下唇鳞 7（6或 8），前 3 枚或前 4 枚接前颌片；颌片 2 对。背鳞平滑，通身 15行，背鳞扩大呈六角形；背脊无明显棱嵴；腹鳞 198~250；肛鳞完整；尾下鳞成单，26~65，个别成对。

生活习性 分布十分广泛，平原、丘陵、山地均有分布。白天蛰伏于石缝、树洞、乱石堆、坟穴、灌丛、草堆等处。夜晚外出活动，在溪旁、水塘、河边及其附近觅食，捕食鱼、黄鳝、泥鳅、蛙、蜥蜴、蛇及鼠类。文献记录台湾银环蛇的小蛇嗜吃鱼，而大蛇嗜吃其他蛇类。

地理分布 分布于云南、重庆、贵州、广东、广西、海南、湖南、湖北、江西、安徽、福建、浙江、台湾、香港、澳门等地。垂直分布从沿海、沿湖、沿江的低地到海拔 1300 米左右的山地。国外分布于缅甸、越南北部和老挝。

眼镜蛇科眼镜蛇属的毒蛇为体形中等偏大的前沟牙类毒蛇，全长1~2 米，共有 12 种，分布于亚洲南部和非洲，中国有舟山眼镜蛇和孟加拉眼镜蛇两种。

3. 舟山眼镜蛇 (*Naja atra*)

地方名 万蛇、吹风蛇 (广东、广西)，膨颈蛇、蝙蝠蛇 (福建、湖南、江西)，饭铲头 (两广、湖南、江西、浙江)，饭勺倩 (福建、广东、湖南、江西、台湾)，扁头蛇 (湖南)，扁颈蛇 (江西)，琵琶蛇 (广西、湖南、江西)。

英文名 Chinese Cobra, Taiwan Cobra

形态特征 大型前沟牙类毒蛇。受到惊扰时，常竖立前半身，颈部扁平扩大，做攻击状，同时颈背露出呈双圈状的"眼镜"状斑纹。激怒时前半身垂直竖起，颈部更加膨大宽扁，并发出"呼、呼、呼"的声音，这时颈背眼镜状斑纹更加明显。体色一般为黑褐色或暗褐色，部分个体背面有白色细横纹，部分个体无白色细横纹。幼蛇多数个体有白色细横纹，随年龄增长逐渐模糊不清甚至完全消失。腹面前段污白色，后部灰黑色或灰褐色。典型斑纹是在腹面前段基色浅淡的基础上，大约在第 10 枚腹鳞前后有一个 3~4 枚腹鳞宽的灰黑色横纹，在该横纹之前数枚腹鳞两侧各有一个粗大的黑色斑点。

体形大小 标本记录最大雄蛇全长/尾长 1330/241 毫米，雌蛇 1320/168 毫米。

鳞被 没有颊鳞；眶前鳞 1，眶后鳞 3 (少数个体 2，个别 1)；颞鳞 2+2 或 2+3 (个别后颞鳞为 4)；上唇鳞 7 (2-2-3 式)，第三枚最大，前接鼻鳞后入眶；下唇鳞 8 (个别 9 或 7)，前 4 (个别 3) 枚接前颔片；颔片 2 对。背鳞平滑，23 (21~27) -19/21-15 行；背鳞两侧数行较窄长，斜列；腹鳞 159~177 枚；肛鳞完整 (少数二分)；尾下鳞 39~53 对。

生活习性 分布广泛，栖息于平原、丘陵和低山。常见于耕作区、路边、池塘附近、住宅院内，多在白天活动。捕食蛙、蛇，也吃鸟、鼠类、蜥蜴、泥鳅、黄鳝和其他小鱼。毒性非常猛烈。

地理分布 中国分布较为广泛。分布于重庆、贵州、湖南、湖北、广东、广西、海南、澳门、台湾、香港、福建、浙江、安徽。垂直分布海拔 70~1600 米。国外分布于印度支那地区。

4. 孟加拉眼镜蛇 (*Naja kaouthia*)

地方名 包呼（云南景颇语），乌稍蛇（云南）。

英文名 Monocled Cobra，Bengal Cobra

形态特征 大型前沟牙类毒蛇。受到惊扰时，常竖立前半身，颈部扁平扩大，作攻击姿态，同时颈背露出呈单圈状的"眼镜"斑纹。激怒时前半身垂直竖起，颈部更加膨大宽扁，并发出"呼、呼、呼"的声音，颈背的眼镜状斑纹更加明显。与舟山眼镜蛇的区别是颈背眼镜状斑纹为一个圆圈，舟山眼镜蛇颈背的眼镜状斑纹为两个圆圈。体色一般为暗褐色或灰褐色，背面一般都有黑褐色细横纹，幼蛇的细横纹尤其明显，随年龄增长逐渐模糊不清；腹面前段污白色，后部灰褐色。典型斑纹是在腹面前段基色浅淡的基础上，大约在第10枚腹鳞前后有一个3~4枚腹鳞宽的深褐色横纹，在此横纹之前数枚腹鳞两侧各有一个粗大的黑色斑点。

体形大小 标本记录最大雄蛇全长/尾长 920/157 毫米，雌蛇 570/103 毫米。

鳞被 没有颊鳞；眶前鳞1，眶后鳞3（少数个体2，个别1）；颞鳞2+3，个别一侧1+3；上唇鳞7（2-2-3式），第3枚最大，前接鼻鳞后入眶；下唇鳞8或9，前3枚或前4枚接前颔片；颔片2对。背鳞平滑，25（23~29）–21–15 行；背鳞两侧数行较窄长，斜列；腹鳞182~198 枚；肛鳞完整；尾下鳞45~52 对。

生活习性 栖息于河谷、丘陵、低山。多在白天活动，常见于耕地、荒山、灌丛、草坡、果园等处，也到村庄农舍周围活动，捕食蛙、蛇、鸟和鼠类。

地理分布 分布于云南西南部、四川西南部、西藏东南部、广西西南部。垂直分布海拔450~1600 米。国外分布于印度东北部、尼泊尔、印度支那到马来西亚北部。

眼镜王蛇属只有1种，是世界上体形最大的毒蛇，全长2~3米，最大长度记录接近6米。

5. 眼镜王蛇（*Naja kaouthia*）

地方名 乌稍蛇、黑乌稍、老乌稍、蚂蚁箍堆蛇（云南）、扁颈蛇、蛇王（广西），过山乌（广东），山万蛇、过山风（广东、广西），大膨颈蛇、大眼镜蛇、大扁颈蛇（福建）。

英文名 King Cobra

形态特征 世界上体形最大的前沟牙类毒蛇。全长通常可达 2~3 米，世界最长纪录接近 6 米。受惊扰时，常竖立前半身，颈部平扁略为扩大，作攻击姿态，同时颈背露出"∧"形斑纹。激怒时会发出"呼、呼、呼"的威胁声，与舟山眼镜蛇和孟加拉眼镜蛇的区别是眼镜王蛇颈背部没有圆环形斑纹，头背部顶鳞正后另有一对较大的枕鳞。体背和尾部黑褐色，颈背有"∧"形黄白色斑纹，颈以后有镶黑边的较窄的白色横纹 34~45+8~17 条。腹面灰褐色，幼蛇的斑纹比成蛇清晰鲜艳；除体尾背面具有鲜黄色横斑外，头背还有两条鲜黄色细横斑。

体形大小 标本记录最大雄蛇全长/尾长 2905/570 毫米，雌蛇 2055/385 毫米。

鳞被 头背除正常的 9 枚对称大鳞外，顶鳞之后还有较大的一对枕鳞；没有颊鳞；眶前鳞 1，眶后鳞 3；颞鳞 2+2（个别一侧为 3）；上唇鳞 7（2-2-3 式），下唇鳞 7~9，前 3 枚或前 4 枚接前颔片；颔片 2 对。背鳞平滑，19（17）-15-15 行；背鳞两侧数行较窄长，斜向排列；腹鳞 237~250 枚；尾下鳞单双不定，81~94 枚。

生活习性 栖息于低地、丘陵、山地。喜在水源丰富、林木茂密的地方活动，可以攀缘上树。白天活动，常见于山区农地、稻田、荒山、灌丛、村寨、农舍附近。主要捕食各种蛇类，也捕食鸟类和鼠类。

地理分布 分布于云南、贵州、四川、西藏东南、浙江、福建、广东、广西、湖南、海南等地。垂直分布于海拔 225~2100 米。国外分布于东南亚和南亚各国。

蝰科蝰亚科毒蛇为具有管牙的毒蛇，白头蝰属只有 1 种，为中等大小毒蛇。

6. 白头蝰（*Azemiops feae*）

地方名 白头蛇（云南、贵州）。

曾用名 白玦蝰。

英文名 Fea's Viper，White-headed Viper

形态特征 中等大小的管牙类毒蛇，全长 700 毫米左右，尾长约占头体长的 1/6。头白色为椭圆形，有浅黄褐色斑纹；躯干及尾黑褐色或暗紫褐色，有十几条朱红色或浅粉红色窄纹。躯干背面紫棕色，有成对镶黑边的朱红色窄横纹 10~15 条+2~5 条，头背淡棕灰色，吻及头侧浅粉红色，额鳞正中有一前窄后宽的浅粉红色纵纹，二顶鳞上各有浅粉红色斑，往后斜向顶鳞沟彼此愈合为一，止于顶鳞后缘；头腹浅棕黑色，杂以白色或灰白色纹。

体形大小 标本记录最大雄蛇全长/尾长 671/96 毫米，雌蛇661/87 毫米。

鳞被 颊鳞 1；眶前鳞 3 或 2，眶后鳞 2（少数个体一侧为 3）；颞鳞 2+3 个别 2+2；上唇鳞 6（2-1-3 式），第 1 枚最小，第 3 枚位于眼正下方：下唇鳞 8（少数 7，或一侧为 9），第 1 对在颊鳞后相接甚多，前 3（4）枚接额片：额片 1 对，较宽短。背鳞 17-17-15 行；腹鳞 170~197 枚；肛鳞完整：尾下鳞 39~53 对。

生活习性 栖息于丘陵、山区。常发现于草地、麦地草堆、路边、甘蔗地、红薯地，有时也发现于住宅及其附近，甚至进入房舍、牛圈、厨房。多在清晨、黄昏活动，主要以食虫目和啮齿目的小兽为食。

地理分布 分布于云南、贵州、四川、西藏、甘肃、广西、安徽、浙江、福建等地。垂直分布于海拔 100~2200 米。国外分布于缅甸北部和越南北部。

蝰科蝮亚科尖吻蝮属毒蛇只有 1 种，为大型管牙类毒蛇，全长1.5 米左右。

7. 尖吻蝮（*Deinagkistrodon aculus*）

地方名 蕲蛇（中药材名，江西、安徽、湖南、浙江），白花蛇（湖南、江西、浙江），翻身花（湖南、江西），犁头匠（贵州兴义），岩蛟（重庆西阳），五步龙（安徽、江西），五步蛇（浙江、湖南），百步蛇（广西、湖南、江西、台湾），聋婆蛇（广西），瞎子蛇（江西），棋盘蛇（福建、江西、浙江），棋盘格（湖南、江西），盘蛇（湖南、江西），袈裟蛇（闽北），放丝蛇（浙江），吊灯扑（浙江），褰鼻蛇（湖南、江西、浙江），翘鼻蛇（贵州雷山），懒蛇（江西），三天两天病（湖南、江西）。

英文名 Sharp - snouted Fu，Hundred - pace pitviper，Long - nosed pitviper

形态特征 头侧有颊窝的大型管牙类毒蛇，最大个体全长达1500毫米，体重可达10多斤。尾短，占全长的1/10~1/8。头大呈三角形，颈部较细，两者区分明显。吻端尖出上翘，故名尖吻蝮。头背有9枚对称排列的大鳞。体形粗短；尾短而较细。吻鳞高而上部窄长，构成尖吻的腹面；鼻间鳞也窄长，构成尖吻的背面。前额鳞长，眶上鳞甚宽。背面棕褐色、黑褐色或灰褐色，正背16~21个+2~6个灰白色的方块状大斑纹，前后两个方斑彼此呈一尖角相接，方斑边缘浅褐色，中央色略深。腹面白色，有交错排列的黑褐色斑，每一斑块跨1~3枚腹鳞。头背黑褐色，自吻棱经眼斜向至口角以下为黄白色，偶有少许黑褐色点斑。头腹及喉部为白色，散布稀疏黑褐色斑点。尾背后端纯黑褐色，看不出方斑；尾腹面白色，散布疏密不等的黑褐色。

体形大小 标本记录雄蛇最大全长/尾长1335/206毫米，雌蛇1238/165毫米。

鳞被 颊鳞3~6枚，上枚最大，介于鼻鳞与上枚眶前鳞之间。眼较小，瞳孔直立呈纺锤形；眶前鳞2，眶后鳞1。上唇鳞7（个别一侧6或8），第2枚高，上伸入颊窝前方，构成窝前鳞，第3、第4枚最大，位于眼正下方；颞鳞数变化较大。头背各大鳞片较平而多疣粒，枕区及颞区各小鳞间起强棱或具结节的强棱。下唇鳞10~11

（个别为 9 或 12）对，第 1 对在颏鳞之后相接，前 2~3（个别为 1~
4）对接颏片。颏片 1 对，前宽后窄，颏部其他小鳞排成 5~6 排，正
中者往往对称排列，形成颏沟。背鳞 21（22，23）–21（23）–17
（18，19）行，最外 1~3 行仅具极细的弱棱，其余均为具结节的强
棱，故体表显得极为粗糙。腹鳞 157~171 枚；大部（个别全部）成
对（双行），少数 5~21（呈单），肛鳞完整；尾下鳞 48~59 对，尾
后端侧扁，尾尖最后一枚鳞侧扁而尖长。

生活习性 栖息于山地、丘陵、溪沟等地林木茂盛的阴湿处。白
天和夜间均可见其活动觅食，晚上遇见明火有扑火行为。主要捕食鼠
类，也吃蛙、蛇、鸟和蜥蜴。卵生，8~9 月产卵，每条雌蛇产卵 4~
20 枚，卵长椭圆形，孵化期 30 天左右。尖吻蝮毒牙长而大，毒性猛
烈，分布较广，在中国是对人危害较大的一种毒蛇。

地理分布 分布于云南、贵州、重庆、广东、广西、湖北、湖
南、安徽、福建、江西、台湾、浙江等省区市。过去被认为是中国特
有蛇类，最近报道在越南、老挝等国也有分布。垂直分布于海拔 100
~1400 米。

蝰蛇科蝮亚科亚洲蝮属的毒蛇为小型到中等大小的管牙类毒蛇，
全长 50~80 厘米。中国有 6~8 种，本书记述 3 种。

8. 短尾蝮（*Gloydius barevicaudus*）

地方名 烂草蛇、草上飞（云南、贵州、重庆），蚍蛇（江苏、
上海），土寸子、土蚍蛇，狗阿蝮、烂肚蝮（湖南），反鼻蛇、地扁
蛇、白花七步倒（江苏），七寸子（长江以北），土夫蛇（四川），
土巴蛇、土公蛇（安徽），土地跑、烂肚蛇、麻七寸（江西），土龙
子（湖北梁子湖），狗屎蝮、狗屎塔、狗阿扑、草上飞、烂塔蛇、灰
链鞭、得地灰扑（浙江），土球子、花长虫、驴咒根子（辽宁）。

英文名 Short-tailed Fu

形态特征 头侧有颊窝的管牙类毒蛇。头部略呈三角形，与颈部
区分明显，头背有 9 枚对称排列的大鳞。体略粗，尾较短。躯和尾背
面灰褐色、黄褐色、肉红色或浅黄色，个体颜色变异较大。有两行周

围暗棕色，中心色浅而外侧开放，形似马蹄形的圆斑，圆斑左右交错或并列，尾后端略呈白色，但尾端常为黑色。安徽等地的短尾蝮背脊尚有一条棕红色细纵线，体侧 D_1 及腹鳞外侧位置有一行不规则黑色粗大点斑，略呈星状；腹面灰白色，密布灰褐色或黑褐色细点，头背深棕色，枕背有一浅褐色桃形斑，眼后到颈侧有一黑褐色纵纹，其上缘镶以白色细纹，故俗称白眉蝮；上唇缘及头腹灰褐色。

体形大小　标本记录雄蛇最大全长/尾长 625/81 毫米，雌蛇 623/73 毫米。

鳞被　头背左右鼻间鳞相接的鳞沟较长，但外缘尖细。耳略后弯，形似逗点。头侧鼻孔与眼之间有颊窝，窝上鳞 2 枚上下并列，窝下鳞 1 枚，均窄长位于眼前，相当于眶前鳞位置；鼻鳞与窝前鳞相接，其间无小鳞相隔；上颊鳞 1，介于鼻鳞与上枚窝上鳞之间。眼大小适中，瞳孔直立椭圆形；眶后鳞 2（3）；下枚眶后鳞新月形弯至眼后下角；颞鳞 2+4，颞区鳞片平滑。上唇鳞 7（2-1-4），个别一侧 6（2-1-3）或 8（3-1-4），第 2 枚最小，不伸入颊窝，其上缘与窝前鳞相接；第 3 枚最大且入眶，第 4 枚位于眼正下方，与眼以眶后下鳞相隔。下唇鳞 9~12，以 10~11 为多，第 1 对在颏鳞之后相接，前 4（个别为 3）枚接颔片；颔片 1 对，前宽后窄；颔部其他小鳞排成数排，正中者往往对称排列，形成颔沟。背鳞颈部 21（23）行，中段 21 行，肛前 17（个别 15）行，中段最外行平滑或全部具棱；腹鳞 134~152。肛鳞完整。尾下鳞 29~46 对，少数个体有数枚成单。

生活习性　分布于平原、丘陵、低山，平时栖息于坟堆、灌丛、草丛、石堆或任何有洞穴的地方，春秋时节多在白天活动，炎热夏季夜间活动。捕食鼠类、小鸟、蜥蜴、蛙类、小鱼。

地理分布　分布于云南、重庆、四川、贵州、湖北、湖南、河南、河北、北京、天津、辽宁、江苏、江西、安徽、浙江、福建、山西、陕西、甘肃、山东等省区市。是中国分布最广的一种毒蛇，由于它分布广，故危害亦大。垂直分布海拔从沿海、沿湖、沿江低地到海拔 1100 米。国外分布于朝鲜。

9. 中介蝮（*Gloydius intermedius*）

地方名　七寸子（甘肃），七寸蛇、麻七寸（青海），扎嘎勒卖图·毛盖（蒙古语）。

英文名　Intermediate Fu，Central Asia Fu

形态特征　头侧有颊窝的管牙类毒蛇。头部略呈三角形，与颈部区分明显，头背有 9 枚对称排列的大鳞。体正常，尾较短。躯尾背面沙黄色，有多数边缘色深而中央色浅的深褐色宽横斑，每一横斑显然由类似短尾蝮左右排列的成对马蹄形斑在背中线合并形成，由于左右马蹄形斑不一定完全对称排列，所以有的地方横斑不一定呈整齐的直线；腹面灰白色，密布黑点。头部灰黄色，有一深褐色斑，眼前后贯穿一条宽大的黑褐色眉纹，其上缘镶以白色细纹；上唇黄白色，散以黑褐点；下唇黑色，每一下唇鳞近口缘处呈黄白色半圆形，颌部每一鳞片周围黑褐色，中心黄白色。

体形大小　观察标本最大全长/尾长：雄蛇 590/90mm，雌蛇 600/70mm。

鳞　被　头背左右鼻间鳞相接的鳞沟较长但外缘尖细而略后弯，形似逗点。头侧鼻孔与眼之间有颊窝，窝上鳞 2 枚上下并列，窝下鳞 1 枚，均窄长位于眼前，相当于眶前鳞位置；鼻鳞与窝前鳞相接，其间无小鳞相隔；上颊鳞 1，介于鼻鳞与上枚窝上鳞之间。眼大小适中，瞳孔直立椭圆形；眶后鳞 2（3）；下枚眶后鳞新月形弯至眼后下角；颞鳞 2（3）+4（3~5），颞区鳞片平滑。上唇鳞 7（2-1-4）或 8（2-1-5），第 2 枚最小，不伸入颊窝，其上缘与窝前鳞相接；第 3、第 4 枚最大，仅第 3 枚入眶，其余均较低矮。下唇鳞 9~13，以 10 ~11 为多。第 1 对在颏鳞之后相接，前 4 枚接颔片；颔片 1 对，前宽后窄；颌部其他小鳞排成数排，正中者往往对称排列，形成颌沟。背鳞颈部 23（24~27）行，中段 23（21~25）行，肛前 17（18~19）行，中段最外 1（个别 2）行平滑，其余具棱；腹鳞 145~178。肛鳞完整。尾下鳞 37~52 对。

生活习性　新疆西部高草原凡有石山洞穴的地方，多可发现此蛇。在甘肃平原、丘陵、高山、荒漠、半荒漠都有发现。也栖息于农村的断垣残壁洞穴中。在青海主要栖息于林缘灌丛、草地或乱石堆。主要捕食蜥蜴、鼠类，也吃小鸟。生活于农耕区的中介蝮也在水边捕食鱼、蛙、山溪鲵。卵胎生，产子期8~9月。

地理分布 甘肃、内蒙古、宁夏、青海、山西、陕西、新疆。国外分布于俄罗斯西伯利亚南部和蒙古。

10. 高原蝮（*Gloydius strauchi*）

地方名 麻蛇（云南）。

曾用名 雪山蝮。

英文名 Kham Plateau Fu

形态特征 头侧有颊窝的管牙类毒蛇。头部略呈三角形，与颈部区分明显，头背有9枚对称排列的大鳞。躯尾背面灰褐色或黄褐色，有不规则的红棕色粗大斑纹，略呈数纵行。体侧最外一行点斑跨 D_1 及腹鳞外侧，略呈星状，有的具白边，腹面密布黑褐点。头背灰褐色，有粗大的深棕色点斑，排列无规律。眼后常有一较宽的深棕色纹达颈侧，上唇缘及头腹面灰褐色。

体形大小 标本记录雄蛇全长/尾长 474/61 毫米，雌蛇 519/60 毫米。

鳞被 头背鼻间鳞宽大于长，略呈梯形，外侧缘较窄，不呈逗点形。头侧鼻孔与眼之间有颊窝，窝上鳞2枚上下并列，窝下鳞1枚，均窄长位于眼前，相当于眶前鳞位置；鼻鳞与窝前鳞相接，其间无小鳞相隔；上颊鳞1，介于鼻鳞与上枚窝上鳞之间；眼大小适中，瞳孔直立椭圆形；眶后鳞2（3）；下枚眶后鳞新月形弯至眼后下角；颞鳞2+4（3，5），颞区鳞片平滑。上唇鳞7（2-1-4），少数6（2-1-3），个别8（2-1-5），第2枚最小，不伸入颊窝，其上缘与窝前鳞相接；第3枚最大且入眶，第3、第4枚位于眼正下方。下唇鳞9~10，少数8，第1对在颏鳞之后相接，前4（3）枚接颔片；颔片1对，背鳞颈部21（19~23）行，中段21行或19（个别23）行，肛前15（17）行，中段最外1~2行平滑，其余具棱，腹鳞138~177。肛鳞完整。尾下鳞26~47对，少数个体有数枚成单。

生活习性 栖息于森林、灌丛、草原、石山等多种生境，主要捕食鼠类。卵胎生，9~10月产仔6~7条。

地理分布　分布于甘肃东南部、宁夏六盘山区、陕西秦岭山区、青海东南部、四川西部、西藏东部、云南西北部。垂直分布于海拔1500~4321米。

蝰科蝮亚科烙铁头蛇属共有6种，分布于南亚及东南亚，东到琉球。中国分布有山烙铁头蛇和察隅烙铁头蛇，本书只记述山烙铁头蛇。

11. 山烙铁头蛇（*Ovophis montcola*）

地方名　山竹叶青、黑斑竹叶青（福建、湖南），恶乌子、笋壳斑（四川西南部），野猫种（浙江南部），龟壳花、金钱斑（广西），阿里山龟壳花（台湾）。

英文名　Mountain pitviper, Bloteched pitviper

形态特征　头侧有颊窝的管牙类毒蛇，头部呈三角形，与颈部区分明显，很像烙铁，故名山烙铁头蛇。头背部都是小鳞，只有鼻间鳞和眶上略大，第2上唇鳞低，不入颊窝；第3上唇鳞小，第4上唇鳞最大。躯体较粗短，尾较短，尾下鳞成对。体尾背面棕褐色，正背有2行略成方形的深棕色或黑褐色大斑，左右交错排列，在有的地方左右或前后相连，酷似城垛状斑纹。腹面带白色，散布有不等的深棕色细点，在每一腹鳞上往往集结成若干粗大块斑，各腹鳞的斑块前后交织成网状。头背及头侧黑褐色，吻端、吻棱经眼上方向后达颌角，上唇缘、头、腹浅褐色，散布深棕色斑点。

体形大小　标本记录雄蛇全长/尾长555/96毫米，雌蛇730/110毫米。

鳞被　头背左右鼻间鳞相隔0~2枚小鳞，左右眶上鳞间隔5~10枚小鳞。头侧鼻鳞与上枚窝上鳞常相接，仅个别标本相隔1~2枚小鳞。颊鳞1（个别2），介于鼻鳞与上枚窝上鳞之间。眼较小，瞳孔直立椭圆形；窝上鳞2枚，均窄长，上下并列于眼前上方；窝下鳞1枚，位于眼前下方；眶后鳞2，位于眼后上角；眶后下鳞为数枚较小鳞片，自眼后小角沿眼下伸至前小角与窝下鳞相接。上唇鳞以9或

10 为主，少数 7 或 8（个别 11~14），第 1 枚较小，与鼻鳞以鳞沟完全分开，第 2 枚甚小，不入颊窝，少数两侧或个别一侧入颊窝构成颊窝前鳞，第 3 枚较小，第 4 枚最大位于眼正下方，与眼相隔 2~3 行小鳞；其余数枚较低而略长。下唇鳞以 10 或 11 为主，个别一侧 9 或 12，第 1 对在颏鳞之后相接，前 2 杖或 3 枚接颔片；背鳞颈部 25（27，29）行，中段 23（21~25）行，肛前 19（21）行，中段中央 11~19 具弱棱，腹鳞 133~166。肛鳞完整。尾下鳞 33~63 对。

生活习性 栖息于山区森林、灌丛、茶山、耕地，也到路边、农舍周围、柴草堆，甚至钻入禽笼捕食。夜间活动。以啮齿类和食虫类小兽为主要食物，也捕食蜥蜴或家禽、雏鸟。卵生，7~8 月产卵 5~11 枚，在茶园、灌丛、枯死树根等腐殖质丰富的地方筑窝产卵，母蛇常在附近守护。

地理分布 分布于浙江、安徽、福建、甘肃、广东、广西、贵州、湖南、陕西、四川、台湾、香港、西藏、云南。垂直分布于海拔 315~2600 米。

蝰科蝮亚科原矛头腹属毒蛇有 5 种，分布于南亚、东南亚及东亚。中国有 4 种，分别是菜花原矛头蝮、缅北原矛头蝮、原矛头蝮和乡城原矛头蝮。本书记述分布较广的菜花原矛头蝮和矛头蝮。

12. 菜花原矛头蝮（*Protobothrops jerdonii*）

地方名 菜花蛇（四川、云南）。

曾用名 菜花烙铁头、菜花蝮、菱斑竹叶青。

英文名 Mountain pitviper，Bloteched pitviper

形态特征 头侧有颊窝的管牙类毒蛇，头部呈三角形，与颈部区分明显。头背部都是小鳞，只有鼻间鳞和眶上鳞略大，躯体粗细正常，尾较短，色斑变异较大，多为菜花黄色。高海拔地区的黑化个体因颜色较暗，菜花黄色不明显。体尾背面黑黄间杂，乃由于每一背鳞具有多少不一的黑黄二色形成。有的个体近草黄色，有的个体为菜花黄色，有的个体黑色较多。大多数个体正背有一纵行镶黑边的暗红色大斑，每斑占数枚到十余枚背鳞。腹面黑褐色或黑黄色间杂。头背黑色，可见略呈"品"字形的 3 个互相套叠的黄色细圈纹，吻棱经眼斜向口角以下的头侧部分为黄色，眼后有一粗黑线纹，头腹面黄色，杂以黑斑。

体形大小　标本记录雄蛇全长/尾长 1158/213 毫米，雌蛇 988/170 毫米。

鳞被　头背左右鼻间鳞相隔 1~2（少数 3）枚小鳞，左右眶上鳞间隔 5~11 枚小鳞。头侧鼻鳞与窝前鳞相接，颊鳞 1（个别 2），介于鼻鳞与上枚窝上鳞之间。眼较小，瞳孔直立椭圆形；窝上鳞 2 枚，均窄长，上下并列于眼前上方；窝下鳞 1 枚，位于眼前下方；眶后鳞 2，位于眼后上角；眶后下鳞为数枚较小鳞片，自眼后小角沿眼下伸至前小角与窝下鳞相接。上唇鳞 6~9，第 1 枚较小，与鼻鳞以鳞沟完全分开；第 2 枚高，入颊窝构成颊窝前鳞；第 3 枚较大与第 4 枚位于眼正下方，与眶下鳞相接或相隔 1 行小鳞；其余数枚较低而略长。下唇鳞以 8~14（以 9~12 为主），第 1 对在颏鳞之后相接，前 2 枚或 3 枚接颔片；背鳞棱形，颈部 21~23（少数 25）行，中段 21（个别 19）行，肛前 17（少数 15）行，中段除最外 1~2 行平滑外，其余均具棱，腹鳞 156~194。肛鳞完整。尾下鳞 44~80 对，少数标本个别成单。

生活习性　栖息于海拔较高的山区或高原，常见于林间小道、荒山草坡、农地、路边草丛、乱石堆或灌丛下，也在溪流附近的草丛或枯枝上活动。白天常发现在路边盘卧，夜间活动。主要捕食啮齿类和食虫类小兽、蛇和小鸟，也吃山溪鲵和蛙类。卵胎生，7~9 月产卵 5~7 枚。

地理分布　分布于重庆、甘肃、广西、贵州、河南、湖北、湖南、陕西、山西、四川、西藏、云南。垂直分布海拔 1350~3160 米。

13. 原矛头蝮（*Protobothrops jerdonii*）

地方名　龟壳花（闽南、台湾），老鼠屎（福建德化），恶乌子（四川西南），笋壳斑（四川西南、福建建阳），野猫种（湖南、江西、浙江），蕲蛇盖（江西、浙江）。

曾用名　烙铁头蛇。

英文名　Point-sealed pitviper, Brown pitviper

形态特征　头侧有颊窝的管牙类毒蛇，头部呈三角形，与颈部区分明显。头背部都是小鳞，只有鼻间鳞和眶上鳞略大，躯体及尾均较细长。通体黄褐色或棕褐色。背脊有一行粗大的波浪形暗紫色斑。体尾背面棕褐色到红褐色，正背有一纵行镶浅黄色边的粗大逗点状暗紫色斑，斑周颜色较深，中心色略浅，斑点在有的地方前后相连，形成波浪状脊纹，体侧各有一行暗紫色斑块；腹面浅褐色，每一腹鳞有深棕色细点组成的斑块若干，整体上交织成深浅错综的网纹。头背部棕褐色，有略呈"A"形的暗褐色斑。眼后到颈侧有一暗褐色纵纹线，唇缘色稍浅；头腹浅褐色，有的散以深棕色细点。

体形大小　标本记录雄蛇全长/尾长 1152/204 毫米，雌蛇 1028/282 毫米。

鳞被　头背左右鼻间鳞相隔 2~6 枚小鳞，左右眶上鳞间隔 11~18 枚小鳞；头侧鼻鳞与窝前鳞常隔 1~5 个小鳞；颊鳞 2（个别 1），介于鼻鳞与上枚窝上鳞之间；眼较小，瞳孔直立椭圆形；窝上鳞 2 枚，均窄长，上下并列于眼前上方；窝下鳞位于眼前下方；眶后鳞 2，位于眼后上角；眶后下鳞为数枚小鳞片，自眼后小角沿眼下前伸至眼小角与窝下鳞相接。上唇鳞 6 或 10 为主，个别 8、12 或 13、9，第 1 枚较小，与鼻鳞以鳞沟完全分开；第 2 枚高，入颊窝构成颊窝前鳞；第 3 枚最大；第 4 枚位于眼正下方，与眼间相隔 3~4 排小鳞；下唇鳞以 14 或 15 为多，极少有少至 12 或多至 16 者，第 1 对在颏鳞之后相接，前 2 枚或 3 枚接颔片；背鳞窄长，末端尖出，颈部 25~29 行，中段 25 行或 21（极少 23~29）行，肛前 19~21（少数 17）行，中段除最外行平滑外，其余均具强棱，腹鳞 194~233。肛鳞完整。尾下鳞 70~108 对。

生活习性　栖息于丘陵、山区，见于竹林、灌丛、茶山、农地、溪边，也常到住宅附近的草丛、垃圾堆、柴草堆、石隙间活动，甚至进入室内。白天也可发现，主要在夜间活动食。捕食啮齿类和食虫类小兽、小鸟、蛇、蛙。卵生，7~8 月产卵 8 枚。

地理分布　分布于安徽、重庆、福建、甘肃、广东、广西、贵州、海南、河南、湖南、江西、陕西、四川、台湾、云南、浙江。垂直分布海拔 82~2200 米。国外分布于印度阿萨姆、孟加拉国、缅甸、越南北部。

蝰科蝮亚科竹叶青蛇有 20 多种，具有颊窝，为头背部被覆小鳞片的中小型管牙类毒蛇。分布于南亚和东南亚。中国分布有 6 种，分别是白唇竹叶青蛇、台湾竹叶青蛇、墨脱竹叶青蛇、福建竹叶青蛇、西藏竹叶青蛇和云南竹叶青蛇。本书记述分布范围较广的 3 种竹叶青蛇。

14. 白唇竹叶青蛇（*Trimerrsurus albolabris*）

地方名 小青蛇（广东），青竹蛇（广东、广西、香港），小绿蛇、绿牙蛇（云南），青竹标（云南、四川、贵州、湖南）。

曾用名 白唇蕲蛇。

英文名 White-liped green pitviper，White-liped tree pitviper

形态特征 头侧有颊窝的管牙类毒蛇，头部呈三角形，与颈部区分明显。头背都是小鳞，只有鼻间鳞和眶上鳞略大，躯体粗细正常，尾具缠绕性。通体以绿色为主。两侧最外行（D_1）正中有一白色或黄白色线纹自颈后延伸至肛前，到成对尾下鳞外侧呈白点延续到近尾末端，尾背及尾末端焦红色。腹面浅黄绿色，后部较深。头背绿色，上唇稍浅，眼红色，头腹下唇鳞、颏鳞、颌片前端色深，其余均白色。

体形大小 标本记录雄蛇全长/尾长 742/1424 毫米，雌蛇 1130/210 毫米。

鳞被 头背左右鼻间鳞相接，左右眶上鳞间隔 8~16 枚小鳞。头侧鼻鳞与窝前鳞间常相接，仅少数标本有 1 枚（个别 2 枚或 3 枚）小鳞相隔；颊鳞 1，介于鼻鳞与上枚窝上鳞之间；眼较小，瞳孔直立椭圆形；鼻孔与眼之间有颊窝，窝上鳞 2 枚，均窄长，上下并列于眼前上方；窝下鳞位于眼前下方；眶后鳞 2（极少为 1 或 3），位于眼后上角；眶后下鳞为 1 枚较窄长的新月形鳞片，自眼后下角沿眼下前伸至眼前下角与窝下鳞相接。上唇鳞 10~11 为主，少数 9 或 11 甚至 14，第 1 枚较小，与鼻鳞完全愈合或两端甚至一端有极短鳞沟，仅个别一侧鳞沟完全；第 2 枚高，伸入颊窝构成颊窝前鳞；第 3 枚最大；第 4 枚位于眼正下方，与眶下鳞相隔 1 排或 2 排小鳞；第 4 枚与后数枚上较低小，下唇鳞 11~14 枚，个别一侧有 10 枚或 16 枚，第 1 对在颏鳞之后相接，前 3（个别 4 枚）枚接颏片；背鳞颈部 21（少数 23，个别 19 或 25）行，中段 21 行，肛前 15（个别 17）行，除最外行平滑外，其余均具弱棱，腹鳞 150~168。肛鳞完整。尾下鳞 44~74 对。

生活习性　栖息于平原、丘陵、低山区，多在各种水域附近的杂草或灌丛上活动，也常到农家住宅附近活动。白天和夜晚均可见到，主要在夜间活动。卵胎生。

地理分布　分布于澳门、香港、福建、广东、广西、海南、湖南、江西、台湾、云南。垂直分布从沿海低地到海拔 1800 米。国外分布于尼泊尔、印度北部、缅甸、泰国、印度支那、印度尼西亚。

15. 福建竹叶青蛇（*Trimerrsurus stejnegeri*）

地方名　小青蛇（广西），小青虫（贵州兴义），白线连或红线连（贵州雷山），金线连（福建建阳），红眼睛（浙江），红眼蜻蜓（广东、浙江），青竹蛇（广东、广西、香港），青竹丝（福建东南、湖南、江西），赤尾青竹丝（江西、台湾），赤尾殆（江西），焦尾巴（福建、浙江），焦尾砂（江西），焦尾青蛇（浙江），青竹标（云南、四川、贵州、湖南），小绿蛇、绿牙蛇（云南西南）。

曾用名　竹叶青蛇。

英文名　Fujian green pitviper, Stejneger's pitviper

形态特征　头侧有颊窝的管牙类毒蛇，头呈三角形，与颈部区分明显。头背都是小鳞，只有鼻间鳞和眶上鳞略大，躯体粗细正常，尾具缠绕性。通体以绿色为主。背面绿色，雄性 D_1 和 D_2 有一红各半的纵线纹，雌性则仅在 D_1 有白色纵线纹，起自眼后，延至尾部断续到尾后 1/4 左右。尾背和尾末焦红色；腹面浅黄白色，头背绿色，上唇稍浅，眼红色，头腹浅黄白色。

体形大小　标本记录雄蛇全长/尾长 770/150 毫米，雌蛇 918/180 毫米。

鳞被 头背左右鼻间鳞相隔 1~5 枚小鳞，仅个别相接，左右眶上鳞间隔 9~15 枚小鳞。头侧鼻鳞与窝前鳞之间相隔 1~3 枚小鳞；鼻孔与眼之间有颊窝，窝上鳞 2 枚均窄长，上下并列于眼前上方。窝下鳞位于眼前下方；眶后鳞 2（极少为 3），位于眼后上角；眶下鳞为 1 枚较窄长的新月形鳞片，自眼后下角沿眼下前伸至眼前下角与窝下鳞相接。上唇鳞 8~12，第 1 枚较小，与鼻鳞以鳞沟完全分开；第 2 枚高，入颊窝构成颊窝前鳞；第 3 枚最大；第 4 枚位于眼正下方，其后数枚上唇鳞较低小，下唇鳞 10~14 枚，第 1 对在颏鳞之后相接，前 3 枚接颔片，颔片 1 对；背鳞颈部 21（22~25）行，中段 21 行，肛前 15 行，除最外 1（个别为 3）行平滑外，其余具棱，腹鳞 154~178。肛鳞完整。尾下鳞 434~80 对，少数标本部分成单。

生活习性 栖息于山区、草丛、灌丛、竹林、岩壁或石上，以各种水域附近最为常见。傍晚和夜间最为活跃。主要捕食蛙和蜥蜴，也吃鼠类。卵胎生，8 月产仔 5~8 条。

地理分布 分布于安徽、重庆、福建、甘肃、广东、广西、贵州、海南、河南、湖北、湖南、吉林、江苏、江西、四川、台湾、云南、浙江。垂直分布从沿海低地到海拔 2000 米左右。国外分布于印度大吉岭和阿萨姆、缅甸、泰国东南部到越南。

蝰科蝰亚科圆斑蝰属只有 1 种，蝰属有 2 种，为没有颊窝的中型管牙类毒蛇，圆斑蝰广泛分布于亚洲南部，极北蝰和草原蝰分布于亚洲中部和北部。本书记述分布较广的圆斑蝰。

16. 圆斑蝰（*Daboia russellii*）

地方名 金钱豹（广西、广东），百步金钱豹（广东），金钱斑（广西），古钱窗（福建南部），黑纹蝰蛇（广东）。

英文名 Russell's viper, Daboia

形态特征 头较大略呈三角形，与颈部区分明显。体粗壮而尾短，背鳞棱强；鼻孔大，位于头背侧，介于 3 枚鼻鳞之间，分别称前鼻鳞、上鼻鳞和下鼻鳞。体尾背面棕褐色，有 3 行深色大圆斑。被脊中央一行 30 个左右，较大，其两侧各一行略小而与前者交错排列。

圆斑中央紫色，周围镶以黄色细边；前述每两行圆斑之间还镶有一行粗大而不规则的黑褐色点斑，腹面灰白色，每一腹鳞上有 3~5 个近半月形的深褐色斑，前后相连略呈数纵行。尾腹面灰白色而散有细黑点。头部有深棕色斑 3 个，下唇缘、颔片及喉部也散有深棕色斑，略呈横排。

体形大小　标本记录雄蛇（幼蛇）全长/尾长 680/102 毫米，雌蛇 1149/140 毫米。

鳞被　端鳞 2-3；上唇鳞 10-12，第 4 枚最大；下唇鳞 11~15 枚，第 1 对在颔鳞之后相接，颔片 1 对；背鳞 29（27~33）~21（23）行，除两侧最外行，其余明显起棱；腹鳞 151~166。肛鳞完整。尾下鳞 40~54 对。

生活习性　栖息于平原、丘陵、山区，常在草丛、灌丛活动觅食，受到惊扰，接连发出"呼呼"的威胁声。昼夜均有活动。由于经常在农耕区活动，甚至进入室内觅食，发生咬伤人的情况较多。捕食鼠、鸟、蛇、蛙和蜥蜴。卵胎生，8~10 月产仔 1~22 条。

地理分布　分布于福建、广东、广西、湖南、台湾、云南。国外分布于缅甸中部与南部、泰国中部、柬埔寨、印度尼西亚。

17. 海　蛇

眼镜蛇科海蛇亚科的毒蛇，共有 43 属 165 种，中国分布有 16 种。分布于东部和南部沿海地区，依据种类不同，北可达辽宁大连，南至广西、海南岛。

海蛇分为半水栖和全水栖两个生态类群，半水栖类型在海水中觅食，但会在沙滩、礁石上休息；全水栖类群终生栖息于海水中。海蛇虽然生活于海水中，也有个别种类可栖息于淡水中。海蛇善于游泳和潜水，下潜深度一般不超过 30 米，最大下潜深度有 150 米的记录。海蛇潜水需要到水面换气，换气时间有些种类较短，半小时就需要浮出水面换气一次；有些种类换气间隔时间很长，2~8 小时才浮出水面换气一次。海蛇主要捕食不太活动或穴居的鱼类。

海蛇最显著的特点是有侧扁的尾巴，以便于游泳。所有海蛇都是具有前沟牙的毒蛇，毒性强烈，从事渔业生产及海洋调查的工作人员应注意防范。中国较为常见的有扁尾海蛇、半环扁尾海蛇、青灰海蛇、青环海蛇、环纹海蛇、小头海蛇、黑头海蛇、浅灰海蛇、长吻海蛇、黑尾海蛇等种类。

海蛇的蛇毒主要成分为神经毒，中毒后引起神经肌肉接头麻痹，膈肌麻痹，导致呼吸停止，最后窒息死亡。临床证实海蛇蛇毒也可以直接破坏肌肉，出现肌红蛋白尿。所幸被海蛇咬伤的病例并不多见，若被海蛇咬伤应视为严重病例对待。

四、毒蛇咬伤症状

1. 神经毒毒蛇咬伤症状

金环蛇和银环蛇的蛇毒主要是神经毒，毒液中溶血、溶细胞毒素没有或者极少，咬伤的局部不红不肿，局部感觉减退或消失，疼痛亦轻，往往只有麻木感，

海蛇所有种类均为神经毒，被海蛇咬伤后往往伤口周围不疼痛，无炎症，不痒，不出血，局部症状不严重，潜伏期长。主要中毒症状是四肢肌肉瘫痪，肌腱反射消失，瞳孔扩大，言语困难，口渴，血压早期上升，晚期下降。死亡原因是呼吸中枢麻痹。死前有抽搐现象。死亡一般发生在被咬后1~2天内。如度过危险期，可以痊愈，但留有轻度后遗症。

神经毒的吸收速度较快，但潜伏期较长，因此更要注意。发病常在半小时至2小时之后，故危险性较大。发病时产生广泛而复杂的神经系统症状。表现为如下两种症状：

（1）局部症状：被神经毒的毒蛇咬伤后，伤口出现疼痛或略有疼痛。伤口的中心麻木或不痛，银环蛇咬伤后伤口通常不痛。一般情况下伤口流血不多，过一段时间后不再流血。金环蛇咬伤基本上没有炎症。

（2）全身症状：一般有头昏、嗜睡、肌肉关节酸痛、呕吐、腹痛及腹泻等现象。重者引起颜面失去表情，不能言语，声音嘶哑，吞咽困难，口吐白沫，血压下降，瞳孔放大，抽搐，休克，以至昏迷等症状。常因呼吸肌麻痹，循环衰竭而死亡。如能度过危险期，症状一

经好转，就能很快痊愈，不留什么后遗症。

2. 血循毒毒蛇咬伤症状

蝰科的蝰科和蝮亚科的毒蛇，毒液为血循毒。血循毒含有蛋白分解酶及氨基酸分解酶，对机体内细胞的蛋白质有严重破坏作用。咬伤后主要表现症状：局部疼痛，犹如刀割，伤口有出血，流血不止；肿胀向上发展；常发生淋巴结肿大，皮下出血，形成斑点或块状的瘀斑；皮肤发紫发黑，并出现水泡、血泡，以至造成组织坏死。还可以出现衄血、血尿、尿少、尿闭、肾功能衰竭及胸腹腔大量出血，心脏受到损害。

血循毒引起的中毒症状明显，疼痛难忍，往往来势凶猛，加之潜伏期短，所以通常容易引起被咬伤人员的注意，患者会及早医治，因此死亡率较低。但血循毒发病急，病情持久，危险期亦较长，在5~7天后还有死亡的可能。水肿的消退亦较慢，故常造成局部坏死及内脏后遗症。伤口亦经常有经久不收口的情况。

3. 混合毒毒蛇咬伤症状

眼镜蛇和眼镜王蛇的蛇毒是混合性的毒液，但以神经毒为主。被咬伤患者局部有红肿疼痛，全身有各种神经毒素中毒的症状，临床上又有血循毒毒素的中毒症状出现，对心脏的机能亦有很大的损害，但造成死亡的原因，仍以神经毒为主。眼镜蛇咬伤处往往有水泡及血泡，可以造成组织坏死，伤口很长时间不会收口愈合。

被眼镜蛇咬伤后，伤口会立即感觉剧烈疼痛，或在数分钟后开始疼痛。伤口麻木流血，伤口周围感觉过敏，常有大、小水泡，容易形成溃疡。被咬后1~2小时开始出现心慌、无力、嗜睡，上眼睑下垂，瞳孔缩小、胸闷、恶心、呕吐、腹痛、腹泻等症状。严重的可发生呼吸困难、四肢抽搐等症状。

五、各种毒蛇咬伤症状

1. 金环蛇

依据临床记录，金环蛇咬伤后，伤口不甚肿，有麻木肿胀感觉，略有疼痛感，基本没有炎症反应，潜伏期可长达4~10小时。被咬患者通常在4小时后出现头部刺痛、头晕、心悸和腹痛等现象。全身肌肉痛，颤抖，不能行走。有肌肉紧张、骨痛、上腹痛和呕吐等现象，可能出现头痛、头昏、嗜睡、视物模糊、关节肌肉疼痛等症状，局部皮肤呈荔枝皮纹路样斑纹。被咬患者早期神志清醒，晚期蒙眬。死亡原因主要是因为呼吸中枢麻痹，临床治疗经常采用人工呼吸方法救治。

2. 银环蛇

银环蛇咬人主要发生在晚上。被咬后伤口不痛不肿，略痒而麻木。潜伏期长，但一旦出现症状后，即呈严重状态。全身肌肉痛及瘫痪是其特征，伤口麻木但不肿胀，仅有轻度疼痛。被咬几小时后可出现头晕、眼花、耳鸣、嗜睡、呼吸困难、肌肉麻痹甚至瘫痪等。但意识清醒，甚至到死亡前还是半清醒状态。有时虽有思睡或懒于言语的情况，但神志仍清楚。循环机能良好，没有什么出血现象，一般不抽筋。死亡原因主要是由于呼吸中枢麻痹而引起。

依据临床记载，被银环蛇咬伤手指的患者，被咬10分钟后开始有轻微的蚁咬痒痛，30分钟内伤口周围有麻木感和爬痒感。9小时后出现头晕、头痛、发热、心悸、气促、喉部不适、吞咽困难、全身肌肉痛、骨头痛等症状。19小时之后，精神紧张烦躁，大小便时肛门灼痛。有轻度嘶哑，行走不能。体温37℃，每分钟呼吸20次，脉搏70次，血压120/80毫米水银柱，神志清晰但倦怠，嗜睡病容。伤肢腋下淋巴结肿大，有压痛，两侧上眼睑下垂，瞳孔等大，稍缩小，对光线反应减弱，视力模糊，颈软，心、肺、腹部正常，无病理性神经反射。伤口轻度渗血，有热感，整个患肢浮肿，有压痛，温觉和触觉消失。

3. 尖吻蝮

尖吻蝮咬伤的伤口多数具有较大的牙痕，流血不止，异常疼痛，局部严重肿胀，出现许多水泡或血泡。从伤肢直至躯体都可产生严重的皮下出血瘀斑，严重者发生坏死，并伴有呕血、便血、血尿等症状，容易发生休克。有时可以形成七孔流血或便血。

依据临床记载，被尖吻蝮咬伤右手背的患者，被咬后极度疼痛，随即肿痛。请当地蛇医做过治疗前往医院就医，到医院后全身出现紫色瘀血斑和血泡，口吐鲜血，牙齿发黑，大便秘结，神志昏迷，谵语，不思饮食，关节"格格"作响。经治疗，14 天后脱离危险，30 天后恢复健康。

另外一位 13 岁患者上午 9 时被咬伤左前臂外侧中段，当即剧痛，哭跳不休，结扎后被背回家中，然后前往医院就诊。中午肿胀蔓延至同侧肩部，患肢前臂出现多个水泡，最大的水泡直径达 6 厘米，破溃后流出淡黄色液体。肿胀至翌日上午仍有发展。经过治疗后恢复健康。

4. 蝮　蛇

被咬后伤口周围皮下瘀血水肿，疼痛明显，逐渐向肢体上部蔓延甚至到躯干部位，常有水泡，但流血少。被咬伤后患者很快出现头晕、眼花等症状，逐渐出现复视，上眼睑下垂。症状严重者出现嗜睡，肌肉痛，张口困难，呼吸困难，呼吸急促甚至麻痹，心慌，血红蛋白尿，尿少或无尿等症状。

依据临床记载，被蝮蛇咬伤左踝前外方患者，被咬后刺痛较剧，左踝前外方有相距 1.2 厘米的毒牙牙痕两个，整个左下肢明显肿胀，2 小时后头痛、头晕、发冷、气急、恶心、呕吐。后来吞咽困难，行走不能，精神紧张，烦躁不安。18 ~ 20 小时后出现复视。体温 37.3℃，呼吸 30 ~ 40 次/分钟，脉搏 84 ~ 90 次/分钟，唇、甲青紫。医院采用口服季德胜蛇药片及解毒片，用蛇药片加水调成糊状涂敷伤口周围肿胀处。皮下注射破伤风抗毒素 1500 单位，一日两次肌肉注射青霉素、咖啡因与可拉明（尼可刹米）。吸入氧气，补充液体，口服季德胜蛇药片及解毒片和复方氨基比林片等方法进行治疗。患者入院第二天开始退肿，3 ~ 5 天后，患肢肿胀消退，呼吸平稳，第 12 天出院，伤口已无溃烂及其他合并症。

5. 竹叶青蛇

被竹叶青蛇咬伤后，伤口疼痛剧烈难忍，出血少，皮肤很快起水泡。伤口一般有烧灼痛，并迅速蔓延，淋巴结出现肿大和疼痛。全身中毒症状不严重，但对心脏和肾脏有一定的影响，因竹叶青毒蛇体形较小，毒液注入量不大，因此，通常被咬伤患者死亡率较低。

依据临床记载，被咬在小腿部位的患者，被咬后 10~20 分钟，伤肢麻木红肿，麻木发展到膝关节以上部位，同时有蚁走感。头晕、发热、恶心、神志蒙眬、视力模糊。咬伤后 2 小时曾一度昏迷。无渗血或瘀血斑，牙痕附近有绿豆大水泡十来个。经过治疗痊愈，其肿痛至一周后方完全消退，无合并症及后遗症。

被咬到左边面部的患者，局部剧痛随转胀麻，由伤口向颈部及胸部扩大。头晕，发冷，气急，心悸，恶心，呕吐频繁，不能进食，抽搐，全身肌痛无力，但神志清晰。面色苍白，四肢厥冷，气急，脉搏及血压测不到，体温正常，白细胞及中性颗粒白细胞均增高，尿常规无特殊发现，心电图无心肌损害。面部尤其是患侧直至颈、胸部和及左上臂漫肿，皮肤紧张发青，有极少数小水泡。

6. 烙铁头蛇

被烙铁头蛇咬伤后，伤口局部灼痛难受，常伴有头晕、恶心、呕吐、视物不清、意识蒙眬等症状。一般症状颇似竹叶青咬伤，但有恶心、视力障碍、意识蒙眬等症状。比竹叶青蛇咬伤更为严重。被咬后患肢肿痛，伤口渗血，皮肤表面出现黑泡，并有麻木感，多湿疹样小水泡，但无全身症状。咬伤处溃烂持续时间较长，需经过数天才能开始好转。

7. 白头蝰

被白头蝰咬伤后发病急，症状严重，来势凶猛，毒性作用持久。伤口剧烈疼痛，出血不止，有瘀斑，4~5 小时后可出现尿血、便血、口鼻出血，重者全身瘫痪。淋巴系发炎，恶心呕吐，腹痛腹泻，失水，出冷汗，口渴，小便少，血尿及蛋白尿，贫血，溶血性黄疸，脉搏快而弱，血压下降，烦躁不安，体温下降，休克，瞳孔放大，以至昏迷等。但呼吸始终正常，神经症状少见。死亡原因是继发性休克。度过危险期者，恢复十分缓慢，局部伤口痊愈更慢，并经常发生夹杂症。

临床记载，被白头蝰咬伤左足背患者，被咬后伤口立即剧痛难忍，不能行走。肿痛迅速向上扩展，伴有麻木感。感觉头晕、头痛、发冷、发热、心悸、恶心、腹痛、精神紧张。被咬两小时之后到医院急诊，患者神志清晰，呈重病病容，每分钟呼吸 20 次，脉搏 104 次，血压 126/90 毫米水银柱，体温 37.2℃，伤肢剧烈肿胀至腹股沟以上，压痛显著，有大片皮下出血，瘀斑直径达 10 余厘米。次日疼痛开始减轻，但进步缓慢。一周后完全消肿，能跛行，但有余痛。局部无合并症或后遗症发生。

8. 眼镜蛇

被眼镜蛇咬伤，伤口有红肿炎症，中心麻木，四周感觉过敏，伤口流血不多，过一段时间后不再流血，水肿严重，有水泡或血泡出现，局部有压痛，出现淋巴结或淋巴管炎。水肿严重时皮肤发亮而循环不好，呈暗红色或暗紫色，甚至青紫色。水泡由小到大，可以大到鸡蛋大小。伤口四周组织坏死发黑。出现全身症状的潜伏期较短，一般在 2 小时左右。病人困倦，思睡而懒于开口，肌肉无力，行走如酒醉状。呼吸困难，先快而后深长。瞳孔缩小、呕吐、腹痛、心悸。血压先升后降，咽喉麻痹，舌麻木，咽肿，腮腺肿，全身淋巴结肿，口吐白沫，肺有啰音，最后发生休克昏迷，因呼吸肌麻痹而死亡。死亡前往往抽搐。死亡大多在 24 小时以内，能度过 48 小时的患者大致可以脱离危险。一经好转，恢复较快，后遗症很少，但局部溃疡可持续较长时间，甚至腐烂到见到筋骨的程度，或引起慢性骨髓炎，有的经年不收口。

依据临床记载，被眼镜蛇咬伤后，10 分钟后被咬局部即感疼痛、麻木、全身不适、头晕、头痛、发热、发冷、心悸、恶心、呕吐、腹痛、精神紧张、烦躁、呓语、气促、喉部不适、吞咽及发音困难、全身肌痛、四肢无力，不能行走。3 小时后患者渐至昏迷。神志不清。患肢淋巴结肿大，眼睑下垂，视力模糊，口唇青紫，口腔有白色泡沫样分泌物外溢。

被孟加拉眼镜蛇、舟山眼镜蛇咬伤患者，中毒症状相似。眼镜王蛇咬伤症状与眼镜蛇咬伤症状基本相同，但因眼镜王蛇个体大，毒液更多，因此中毒程度会更为严重。

被无毒蛇咬伤后，虽然也会出一点血，但是不会出现被毒蛇咬伤后的严重中毒症状。因此，只需要在伤口上挤出一些血，做些常规的消毒处理，防止细菌感染，便可安然无事。

六、毒蛇咬伤判断

鉴别患者是被那一种毒蛇咬伤？特别是鉴定属于血循毒、神经毒或混合毒的毒蛇伤害，对决定治疗措施和估计预后情况具有重要意义。患者能把咬人的蛇打死带来，当然就容易确定。当病人不能说清楚是被哪种蛇咬伤时，运用下面的知识来判断。

1. 毒牙牙痕与牙距

被毒蛇咬伤后，一般都会留下独特的牙痕。根据实验室的试验，无毒蛇咬伤留下的牙痕，为两行成"八"字形的细小牙痕，毒蛇咬伤会留下两个明显的毒牙牙痕。这两个毒牙的距离称为毒牙间距。表4-2所列几种毒蛇的毒牙间距，为临床所常见的毒蛇毒牙间距。但因咬伤人的毒蛇个体有大有小，毒牙的间距亦可小于或大于表中数字，因此，毒牙间距仅供诊断蛇种的参考。

毒蛇的毒牙牙痕是比较可靠的诊断依据，但很多病人在就诊之前，往往已经做过初步处理，例如刀刺和草药擦敷等，牙痕可能已经辨认不清了，不能因为没有见到典型的毒蛇牙痕，就认为不是被毒蛇咬伤。如果牙痕不明显，则从局部伤口情况及全身症状方面来判断。

表 4-2　　　　　　　　　毒蛇和无毒蛇的牙痕

蛇种	毒牙间距
银环蛇	8～15 毫米
眼镜蛇	11～19 毫米
尖吻蝮	15～35 毫米
蝮蛇	6～12 毫米
烙铁头蛇	8～14 毫米
竹叶青蛇	5～12 毫米

2. 患者主观感觉

若被毒蛇咬伤，伤者一般都有自觉症状，如疼痛、高度肿胀，常有淋巴结肿大、淋巴结炎或淋巴管炎。一般淋巴结呈蚕豆大或栗子大，软而有压痛。被咬部位若在上肢，淋巴结肿大可出现在腋窝。若咬伤在下肢，淋巴结肿大可出现于腹股沟。毒蛇咬伤伤口有麻木感，严重的可失去知觉。患者往往有精神紧张、头昏、心跳、手足发冷、肌肉震颤等症状。有的发热至38~39℃，严重时呼吸、循环、神经机能都呈扰乱状态。个别病人甚至会发生休克。

大多数人通常有一种错觉，以为被毒蛇咬了都有危险性，而产生顾虑和恐惧。只要做好急救处理，及时治疗，绝大多数患者是可以逐渐恢复健康的。

被毒蛇咬伤后，患者中毒症状轻重与毒蛇注入人体毒液量的多少，被咬的部位，伤口深浅以及人体对毒液的抵抗力，特别是患者的精神状态有密切的关系。被刚刚进食的毒蛇咬伤，因注入毒液较少，中毒症状较轻；被久未进食的毒蛇咬伤，注入的毒液量通常较多，中毒就会比较严重。毒蛇的个体大小也与中毒严重程度密切相关，竹叶青蛇因个体小，咬人时注入人体的毒液总量有限，因此中毒导致死亡的比例较低；尖吻蝮、眼镜王蛇等毒蛇因为个体较大，毒性强，咬人时一次注入人体的毒液量较大，因此被咬的人死亡率较高。

但是，有个别神经特别容易紧张的人，虽然被无毒蛇所咬，亦可能因过度紧张而发生休克。不过精神性虚脱休克与蛇毒中毒性休克是有区别的。可参照表4-3所列症状对比鉴别。

表4-3　　　精神性虚脱与蛇毒中毒性休克特点特征对比

精神性虚脱	蛇毒中毒性休克
1. 开始突然	1. 比较缓慢，自觉欲卧
2. 意识消失或部分消失	2. 意识清醒
3. 出冷汗，昏厥，脸苍白，皮肤冷	3. 面容自然，皮肤不冷
4. 呼吸浅表，叹气时加速	4. 呼吸吃力而沉重
5. 无瘫痪	5. 有瘫痪，眼睑下垂，吞咽和言语困难
6. 死于心力衰竭	6. 死于呼吸肌麻痹

由于人们对于毒蛇咬伤存在紧张心理，因此对一般病人，如被咬当时未见到蛇的，还应考虑排除被其他有毒动物，如蜈蚣、蝎子、黄蜂、毒蜘蛛、有毒毛虫等动物伤害的可能性。需根据被咬人局部的牙痕、伤口情况及全身症状综合判断。

倘使蛇的种类一时辨别不清，牙痕也认不出来，不清楚是毒蛇咬伤还是无毒蛇咬伤，均应暂作毒蛇咬伤来处理急救。

3. 典型症状判断

有的症状往往为某种毒蛇咬伤的典型表现，如眼镜蛇咬伤患者瞳孔缩小；尖吻蝮咬伤患者皮下瘀血斑明显；竹叶青蛇咬伤者局部起泡较多；银环蛇咬伤者发病较慢，发病后肌痛及瘫痪明显；蝮蛇咬伤患者多有复视出现；蝰蛇咬伤者瞳孔放大，半小时内可出现血尿，咬伤局部出血多，且往往有早期休克等等。这些典型症状，可作为诊断上判断是何种毒蛇咬伤的参考。

4. 依据地区和时间推断

在平原及丘陵地带被毒蛇咬伤，首先考虑蝮蛇、眼镜蛇、银环蛇；高山地区被咬伤的患者，优先考虑尖吻蝮、竹叶青蛇、烙铁头蛇；海边被咬伤多考虑海蛇；在夜间被咬伤多考虑金环蛇、银环蛇。

5. 对中毒程度做估计

不同地区的毒蛇，毒性并不完全相同。咬人毒蛇的个体大小，让患者中毒程度不同。刚进食的蛇、被豢养的蛇、夏天经常猎捕食物的蛇，毒液量不是很大，中毒症状通常比较缓和。很长时间未猎捕食物的蛇和冬眠初醒的蛇，毒液相对较多，毒性比较剧烈。此外，蛇在生殖期咬人以及反抗性的咬人，毒液的注入量都非常大，中毒症状就很严重。

若被毒蛇咬伤，将毒液直接注入静脉血管，情况就非常危险。贵州梵净山曾发生被尖吻蝮咬伤手臂，经过结扎处理，送往医院途中死亡的情况。从被咬到死亡只有 30 分钟的时间，推测尖吻蝮咬人时的毒液直接进入了血管。

若被毒蛇咬伤，出现下列情况表示中毒十分严重。血压持续下降，昏迷，吞咽困难，失声失语，口吐白沫，腹式呼吸，心律失常，高热、谵语。被海蛇咬伤后有血红蛋白尿，伤口周围皮肤呈暗紫者，大量出血，有血泡破烂等等，均为中毒严重的症状。

被神经毒毒蛇咬伤的病人，即使当初症状很严重，如果病势开始好转的话，可望较快恢复痊愈，通常度过 1~2 天的危险期，就可转危为安。但被血循毒的毒蛇咬伤的病人，虽度过 1~2 天后，仍有死亡的可能。由于危险期较长，在治疗过程中不可大意。

小孩、老人、孕妇及患有其他器质性疾病者，被毒蛇咬伤后，往往预后较差，青壮年男子因抵抗力强，一般预后较好。特别需要指出人的精神状态对预后影响很大，开朗乐观的患者，比精神紧张的患者，更容易恢复健康。

七、主动防范毒蛇

从事野外工作或在山野农地劳动，应对毒蛇保持高度警惕，注意自身安全，做好防护措施。同时，还需对毒蛇的生活习性有所了解，才能有的放矢地做好防范工作。对经常在野外工作或劳动的人来说，了解毒蛇的生活习性、栖息环境和分布地域，对预防毒蛇咬伤是很重要的。

1. 了解毒蛇的分布与活动规律

眼镜蛇、眼镜王蛇、金环蛇、银环蛇、烙铁头主要分布于长江以南；蝰蛇主要分布于广东、广西、福建、台湾；五步蛇、竹叶青分布于长江流域和东南沿海各省。金环蛇和银环蛇在平原坝区较为常见，在山区的森林中相对少见；竹叶青蛇、菜花原矛头蝮、尖吻蝮和其他种类的毒蛇在山区森林中则比较常见。

山区森林灌丛、山间溪流，以及有蛙类、鼠类和小鸟活动的环境，蛇类相对较多，容易发生毒蛇咬伤。

冬天毒蛇多处于冬眠状态，仅有少数蛇在天气回暖时游出洞外晒太阳，但动作十分迟缓，所以冬天被毒蛇咬伤的机会极少；春天、夏天和秋天，毒蛇活动频繁，是中国南方地区毒蛇咬伤人的高发季节，要特别注意提防。

眼镜蛇和眼镜王蛇主要在白天活动，而金环蛇、银环蛇、烙铁头蛇则主要在夜间活动。竹叶青蛇、尖吻蝮、蝮蛇白天、晚上均活动，在闷热的天气活动更多。尖吻蝮夏季喜欢在闷热的雷暴雨来临之前活动。夜间人类观察环境的能力不及白天，容易被毒蛇咬伤。

2. 做好个人防护

人被毒蛇咬伤的部位绝大多数是四肢，在毒蛇经常出没活动的野外工作或劳动，首先要做好预防毒蛇咬伤的防护措施。野外巡护或行走，特别是在森林和灌丛中行走活动时，应穿戴较为厚实的衣服、裤子和帽子，尤其要穿好鞋袜，并把裤腿扎紧。比较好的防护措施是穿上一双防山蚂蟥的厚布袜子，将裤脚套在布袜里面，再打上绑腿，这样可以防护大部分毒蛇的攻击。在地面活动的毒蛇多半咬行人下肢的裸露部分，尤其是脚部和小腿最容易受到攻击。

栖息在树上的毒蛇，如竹叶青蛇，颜色与树叶相同，难以分清，因而穿越树林时最好戴上宽边大沿的草帽或毡帽，以防头部被咬。

3. 看清路况再走

在砍柴、割草、割麦、割稻时，最好先用棍子打动一下柴草或庄稼，将藏匿在里面的蛇赶走再劳动。在林中行走时，对横在路上可以一步跨越的树干，一定不要一步跨过，应先站上树干，看清楚树干后面的情况再走，因为很多蛇爱躲在倒树下休息，一步跨过很可能踩到蛇身被咬。

在溪涧边行走，不要盲目跳上岩石，先要认真察看，因为尖吻蝮的颜色和溪涧边岩石的颜色很相似。在山路上行走，也要随时注意观察，因为蝮蛇的颜色和地上的泥土以及枯枝落叶亦很相似。青蛙多的山溪草丛中，是蛇类经常出没捕食的地方，需要仔细观察落脚处，有无上述毒蛇。竹叶青之类的毒蛇喜在灌丛上活动，颜色与环境极为相似，因此抓握树枝、竹丛时一定要仔细观察，是否有毒蛇在树枝或竹子上

所有蛇类对地面震动特别敏感，在野外活动行走时，特别是在植物浓密，不容易看清地面情况时，先用手杖或木棍敲打地面灌丛探路，将蛇赶走后再行动。坐下来休息时，应先用木棍将周围草丛打几

下，确定没有蛇藏身于草丛中，或者已经将蛇惊走，方可坐下来休息。

4. 夜间携带照明灯具

在毒蛇活动频繁的地区和季节，夜间野外行走，一定要带上手电，千万不可摸黑走夜路。摸黑走夜路很容易因看不见毒蛇而被咬伤。此外，注意不用火把照明走路，尖吻蝮等有颊窝的毒蛇，对周围环境的温度变化十分敏感，能感应到火把的红外线，会误以为是猎物走近，进行攻击。

5. 使用化学物质驱赶毒蛇

蛇的嗅觉比较灵敏，据有关资料报道，蛇对强烈的挥发性气味总是躲避。为了阻止毒蛇闯入某些地方，如自然保护区野外的管理站，林中或林缘边的住宅或厕所，野外营地和帐篷等处，可以用雄黄、硫黄粉末、捣碎的蒜头撒在周围。野外露营地为防范毒蛇，可以用煤油在帐篷周围浇上一圈，构成阻止蛇类进入的化学防线。

6. 小心应对主动攻击的毒蛇

如果野外遭遇眼镜蛇或眼镜王蛇与人对峙时，不要慌张，可用拐杖、木棍、树枝与之周旋，这两类蛇与人对峙时身体竖立，颈部扁平，常发出"呼、呼、呼"的威胁恐吓声。在极端愤怒或高度紧张时，能经毒牙向外喷射毒液，毒液喷出的距离可达两米远。毒液溅到身体正常的皮肤上没关系，不会引起中毒，但是如果溅到眼睛里或皮肤伤口，就会进入体内引起中毒。人蛇对峙时，如果人不动，蛇通常不会主动攻击。但只要人有明显动作，蛇就会进攻。稳妥的做法是轻轻地慢慢地拿出某个物体向一边抛去，或用长棍子敲击地面发出震动和声响，转移蛇的注意力，引诱蛇向一边扑去，这时方可逃走或设法打死它。

7. 携带急救药品

经常在野外活动的人，一定要购买蛇药和止血带，随身携带。万一被毒蛇咬伤，可以及时进行应急处理。

八、毒蛇咬伤应急处理

被蛇咬伤后，首先要确定是被毒蛇咬伤还是被无毒蛇咬伤。若是被毒蛇咬伤，应尽快确定毒蛇种类，采取结扎、冲洗、扩创、排毒处理后，尽快前往医院治疗。

1. 确认毒蛇种类

被蛇咬伤后，无论是毒蛇还是无毒蛇，都会留下"八"字形的牙痕。如系毒蛇所咬，会在伤口最前段留下两个比其他牙痕显著要大的毒牙痕迹。

经常在野外活动或工作的人，应有这种意识，一旦自己或同伴被毒蛇咬伤，就要把咬伤人的蛇捕捉或打死带回，以供就医时确定毒蛇种类，选择正确的抗蛇毒血清。如果咬人的蛇已经逃走，应尽可能地记住这条蛇的形态特征，依据咬伤当时的时间、地点、环境情况，人被咬伤后的临床表现，来确定毒蛇的种类。

现在医院治疗毒蛇咬伤最主要的药物是抗蛇毒血清，抗蛇毒血清是按蛇的种类制备的。被某种毒蛇咬伤，就要使用该种毒蛇的抗蛇毒血清进行治疗。虽然有混合制备的多价抗蛇毒血清，但治疗效果不如单价抗蛇毒血清。

若被毒蛇咬伤，除局部伤口刺痛或麻木有蚁走感，或出血不止，迅速肿胀或不肿胀，淋巴结肿大外，还会出现全身性中毒症状，如头昏、眼花、胸闷、出汗、痉挛、寒战、休克甚至昏迷等。

2. 结 扎

确认被毒蛇咬伤，马上进行结扎，这是治疗毒蛇咬伤处理中极其重要的环节。被毒蛇咬伤后，首先保持镇静，不要手足无措，慌张奔跑，或者大声哭泣。奔跑或哭泣都会加速血液流动，导致毒液在身体内的扩散加快。被毒蛇咬后，通常要几小时或好几天才会使人致死。毒蛇咬人之后五步之内、百步之内死人是没有科学根据的。

被毒蛇咬伤后，有时伤口剧痛，有时却并不很痛，这是因为毒蛇的毒液因种类不同分为血循毒、神经毒和混合毒3类。神经毒麻痹人的神经，所以不太疼，遇到这种情况，千万不可麻痹大意。银环蛇的毒液就是神经毒，被咬后伤口不疼，容易被忽视。

医用的橡胶止血带、布带、手帕、绳子、藤条，都可以用来做结扎，若找不到这类物品，将衣服撕成布带来绑扎。结扎的目的是阻止毒素蔓延到其他部位。结扎的松紧程度，以阻断淋巴管和静脉的血流，不妨碍动脉供血为好，这样伤口周围形成瘀血区便于挤出毒液。结扎应在被毒蛇咬后立即进行，越快越好。被咬后 30 分钟再做结扎处理，基本已经不起作用了。

结扎部位在伤口向心方向的上一个关节后，如手指被咬，就结扎指根。若被咬到小腿，就在膝关节的上端大腿部位结扎；若咬到前臂，就扎在肘关节上方。每隔 15~20 分钟，应将捆扎的带子放松 1~2 分钟，以免肢体因血液循环障碍而坏死。如果有条件，咬伤部位可以用冰敷来减慢毒素的吸收。结扎是现场急救的临时措施。已经经过其他有效治疗后，应及时去除结扎。一般在服用有效蛇药 30 分钟后除去结扎带。

3. 冲洗排毒

结扎后根据现场条件，将患肢伤口浸入饱和的冷盐水、加有食盐的冷开水、千分之一的过锰酸钾溶液、呋喃西林溶液、清洁流动的溪水或泉水中，反复冲洗伤口，冲洗去除伤口周围残余的蛇毒和污物。亦可在肿胀肢体上方轻而缓慢的从上向下，或从里到外进行挤压，使毒液从伤口流出，反复冲洗 10~20 分钟。经过冲洗挤压，可使肿胀部位变松软。

也有少数人被毒蛇咬伤后，用火来烧灼伤口，借助高温破坏蛇毒的化学活性。这样做需要非常顽强的毅力，普通人难以尝试坚持。

4. 扩创排毒

冲洗伤口之后，再进行扩创排毒。千万不要在毒蛇咬伤创口未经冲洗就扩创排毒，因为有部分蛇毒尚留在伤口周围，如未经冲洗就扩创排毒，反而增加蛇毒进入人体的可能。必须在冲洗后进行扩创排毒。

流血不止的伤口禁止切开。注意掌握切口深浅，太浅毒液不能排出，切得太深又可能伤及神经肌腱，切开深度以刺破肿胀皮肤，不伤及血管骨膜为度。用锋利小刀在两个毒牙牙痕之间作浅的"十"字形切开，扩大伤口使毒液容易排出，然后探查伤口内有无折断的毒牙残留，如有毒牙应立即取出。然后在伤口周围，根据肿胀情况做数个"十"字形小切口。同时在患肢肿胀远端，如手足指趾缝间的八邪、八风穴，用三棱针沿皮深刺2~3毫米，使毒液外溢。

如果掌握不好切口深浅，或不能下手用刀切开伤者的皮肤，可以用针在伤口周围刺破皮肤，使淋巴液、血液和其他组织液流出，组织液中排出的毒素要比血中排出的多。

为了使毒液迅速排出或畅流，可用拔火罐的方法帮助将毒液吸出。不提倡用嘴吸吮毒液，因口中常有小块黏膜破伤，不易察觉。若嘴唇皮肤或口腔黏膜有溃疡，容易因蛇毒进入口腔带来中毒危险。

伤口及其周围进行扩创后，伤肢应采取下垂位置，使毒水引流通畅。伤口可用湿毛巾盖上，或用浸透冷盐水或浸透中草药煎出液的湿毛巾做冷湿敷，也可用浸有呋喃西林或过锰酸钾溶液的纱布盖在伤口上，以利于继续排毒，并可以防止感染。

如肿胀皮肤出现水泡、血泡，可用注射器抽出泡内液体，或用消毒针贯穿刺破，盖上消毒纱布即可。为了防止创面增大，保留皮肤应有的保护作用，避免增加感染的可能，不要去掉泡壁。

5. 敷 药

经结扎、冲洗、扩创、排毒后，若随身携带有季德胜蛇药片、蛇伤急救盒之类专门治疗毒蛇咬伤的药品，按使用说明书内服外敷。若没有携带蛇药，可以就地采集治疗毒蛇咬伤的草药一种至数种，加食盐少许捣烂成糊状外敷，以利于解毒消肿。草药应环状敷涂在伤口周围以及肿胀部位，不要覆盖伤口，以免影响毒液外溢。

做完上述处理之后，尽快前往医院就诊治疗。

九、治疗毒蛇咬伤的草药

1. 七叶一枝花

别名　重楼、蚤休、草河车。

形态　百合科多年生草本植物，生长于高山树荫下、山沟边，叶多为 7 片，顶生 1 花为黄绿色。茎端 4~11 张叶轮生，但以 7 张为多。顶生黄绿色花 1 朵。块茎供药用。

功效　清热解毒，消肿散结，有小毒。

用法　根茎 2 钱，研末开水送服，每日 2~3 次。另以根茎磨汁外涂。也可将 70 克根茎研碎内服。

2. 半边莲

别名　半边花、急解索、细米草。

形态　桔梗科植物，多生长在田边、河边或路旁湿地。茎细软，匍匐地面或直立，每节着地生根。叶互生，叶边有疏锯齿，先端较明显。花淡红色或紫红色，花瓣 5 裂，偏向一边。

功效　清热解毒，利尿消肿。

用法　全草 1~2 两，水煎服。或用鲜草 4 两捣汁内服，渣加食盐少许捣烂外敷伤口周围。

3. 鸭跖草

别名　兰花草、鸭脚草、竹叶菜、野靛青。

形态　鸭跖草科植物，生长在阴湿的山沟、溪边、水沟边或路旁湿地。1 年生草本。节上生根，茎的下部匍匐于地面，上部直立，叶互生，似竹叶，开蓝色花。

功效　清热解毒，散瘀活血。

用法　用鲜草敷伤口，全草以水煎服。

4. 鬼针草

别名　引线包、盲肠草、婆婆针。

形态　菊科植物，生长于路边、田间、宅旁、荒野。1 年生直立草本，茎基部圆形，上部方形；茎中部叶对生深裂，上部叶互生或对生，较小。秋后开黄花。果实顶有 3~4 枚刺状毛。

功效 清热解毒，散瘀活血。

用法 全草 2 两水煎服，或取鲜草捣烂取汁服，每次 2~3 匙，每日 2~3 次，渣敷伤口周围。

5. 白花蛇舌草

别名 二叶荇、蛇总管。

形态 茜草科草本植物。生长于田园路边、溪沟边湿地。1 年生草本，茎纤弱有纵棱，叶线形，对生。花白色，单生或 2 朵同生于叶腋中。

功效 清热解毒，利尿活血。

用法 全草 1~2 两煎服；全草 5 钱，加白酒半斤，煮沸 3~5 分钟，去渣，取药液 2/3 内服，分 2~3 次服；另备 1~3 份药液外敷伤口，用药液浇在消毒棉花垫或纱布上，让其湿润，敷于伤口。

6. 乌 柏

别名 柏子树、卷子树、乌树果、槟白树。

形态 大戟科植物，嫩叶和根皮入药。落叶乔木，常栽培或野生于低山坡地、路边或河边阳光充足之处。叶互生，秋天变红而渐次脱落，果实成熟时开裂成 3 瓣，内有种子 3 粒，外被白蜡层。

功效 泻下解毒，祛风活血，有小毒。

用法 取嫩头梢 10 个，长 60~70 厘米，洗净捣烂，取汁服下。

7. 木芙蓉

别名 芙蓉花。

形态 锦葵科植物，叶和花供药用。常有庭院栽培，落叶灌木或乔木。茎多分枝，叶大掌状，互生。秋季开大形 5 瓣或重瓣的淡红色花。

功效 消肿止痛，清热解毒。

用法 采鲜叶或花，洗净加食盐少许，捣烂外敷。

8. 杠板归

别名 贯叶蓼、河白草。

形态 蓼科植物。生长在路边、荒地。多年生蔓生草本。茎生逆刺。叶三角形，互生。托叶圆形，茎枝贯穿而过，故名贯叶蓼。

功效 利尿、消肿、解毒。

用法 鲜根 0.5~2 两或鲜全草 1~2 两，水煎服；鲜叶 3 两捣汁，调酒适量服之，渣敷伤口。

9. 地耳草

别名 田基黄、七层塔、七寸金。

形态 金丝桃科植物，生长在路边、田边湿地。1 年生或多年生草本。茎方形。叶无柄，开黄色小花。全草有鱼腥气味。

功效 清热解毒，利尿消肿。

用法 取鲜草 2~4 两捣汁内服或干草 1~2 两煎服，渣外敷。

10. 徐长卿

别名 一支香、寮习竹、摇竹消。

形态 萝摩科植物，多年生草本，生长在山坡草丛中，根多而成粗线状。叶呈针形，对生。夏季末枝梢叶腋开黄绿色花，果实成长角形状。

功效 利尿消肿，解毒止痛，祛风活血。

用法 根 5 钱或全草 2 两，水煎服，渣捣烂敷伤口周围。

11. 金果榄

别名 山慈菇、九牛胆、破石珠、金牛胆。

形态 防己科植物，生长在村边树丛、疏林下。多年生缠绕藤本，根球状结节 3~9 个，叶角状箭形，夏季开白色小花。

功效 清热解毒，消肿止痛。

用法 块根磨汁外敷。

12. 凹叶景天

别名 半枝莲、佛甲草。

形态 景天科植物，生长在山野石隙和瓦墙间，多年生草本，茎叶均肥厚多汁，开黄色五瓣小花。

功效 清热解毒，退肿散结。

用法 鲜全草 2~4 两，水煎服。取鲜草适量加食盐少许，捣烂外敷肿胀处。

十、治疗毒蛇咬伤的药物

1. 抗蛇毒血清治疗

应用抗蛇毒血清治疗毒蛇咬伤是十分有效的方法。根据不同毒蛇的毒性，制备对某一种毒蛇的抗蛇毒血清，叫单价抗蛇毒血清。例如用于治疗眼睛蛇咬伤的抗眼镜蛇蛇毒血清。用某一地区的多种主要毒蛇的蛇毒，制备对多种毒蛇咬伤的混合型抗蛇毒血清，叫多价抗蛇毒血清。单价抗蛇毒血清疗效，比多价抗蛇毒血清要好一些。

2. 胰蛋白酶治疗

蛇毒蛋白可以被蛋白水解酶分解，在毒蛇咬伤部位注射胰蛋白酶，分解蛇毒蛋白，消除中毒症状。这是中国科学院昆明动物研究所熊郁良研究团队发明的治疗毒蛇咬伤的新途径。依据研究结果表明，狗和小白鼠注射眼镜蛇科蛇毒或蝮蛇、尖吻蝮、竹叶青等蛇毒后再注射胰蛋白酶，动物存活率前者可达 100%，后者可达 45% ~ 75%。在云南、湖南、广西、广东等省区临床治疗被 12 种毒蛇咬伤患者 1167 例，治愈率达 99.8%。胰蛋白酶治疗毒蛇咬伤，具有高效、速效、广效、价格低廉、副作用小等优点。但是，因为这种治疗药品未正式通过国家药物的相关审查，市场上没有正式商品药销售，需要通过内部渠道购买。

3. 中草药治疗

治疗毒蛇咬伤的中成药，有季德胜蛇药片。民间也有蛇医，使用中草药和各种偏方治疗毒蛇咬伤。但是，目前民间蛇医的治疗方法正在被西医治疗方法取代。

十一、毒蛇咬伤患者护理

绝大多数被毒蛇咬伤的患者，容易精神紧张，需要做好安慰工作，给予耐心解释和安慰，消除思想上不必要的顾虑和负担。在野外被咬伤的患者，最好用担架运送，不要自己步行。若肿胀发展很快，特别是有气急、胸闷、小便有血等情况时，即使局部不肿胀，也应尽早送医院进行治疗。在治疗过程中，做好护理工作。

（1）抢救治疗中，必须认真做好护理，特别是在咬伤后的 1~2 天内，应特别注意呼吸、脉搏、血压、尿量等，随时掌握病况。患者应卧床休息，尽量减少走动。

在被咬伤的早期，可用普鲁卡因溶液，皮试阴性后，咬伤部位上方做环状或肌膜腔套式封闭注射。

毒蛇咬伤早期治疗中，通大便是重要的一环，服药后仍不能导泻，可用甘油、液状石蜡或肥皂水灌肠导泻。

（2）因蛇毒对肾脏和心脏损害较大，并常引起呼吸中枢麻痹，在治疗中应注意随时了解肾脏的功能，注意排尿量。发生肾功能不全，出现尿少、尿闭、血红蛋白尿等。可以服用利尿的中草药，西药宜选对肾脏无损害的利尿药，如氨茶碱、甘露醇等。

（3）当患者大量出汗，剧烈呕吐，不能进食或多次腹泻，造成失水，出现尿少，可酌情补液。补液以不超过机体生理需要为度，生理盐水在 24 小时内不超过 500 毫升。被血循毒的毒蛇咬伤者，应注意 24 小时内排尿量应达到 500 毫升左右。注意防止心力衰竭、肺水肿等严重合并症发生。

（4）患者如出现极度气促，紫绀或呼吸不规则等症状，应给予中枢兴奋药，或给予间歇性吸氧。一旦呼吸停止，立即进行人工呼吸或用呼吸器帮助患者呼吸。

（5）若患者因蛇毒中毒而血压下降，急性周围循环衰竭，按病情适当补液，同时加用升压药物和激素。明确诊断为急性心力衰竭者，可酌情应用洋地黄类药物进行治疗。

（6）患者若全身抽搐，溶血严重时，禁忌补钾，避免蛇毒对心脏损害。可以补充钙离子。

（7）若患者有高热不退，可选用抗菌消炎的中草药，或青霉素等进行治疗。为了预防破伤风发生，可给予破伤风抗毒血清。

（8）饮食方面，给予富于营养的食物，根据病情给予流质、半流质或普通饮食，补充足够的维生素。多饮开水、茶水或糖开水等，以助毒液排出体外。

（9）患肢位置要低，注意保持创口清洁，防止引流不畅。根据治疗需要，做好伤口冲洗和湿敷，使伤口不会因血液凝固等原因而封闭。

（10）当病情好转，患肢肿胀消退，要对患肢进行功能锻炼，适当离床活动，加速恢复健康。

（11）毒蛇咬伤患者忌用药物。

治疗毒蛇咬伤禁止使用中枢抑制药：吗啡类、苯海拉明、巴比妥类、氯丙嗪等；肾上腺素等；也禁止使用横纹肌松弛药：箭毒、司可林等；不得使用抗血凝药：肝素、枸橼酸钠、双香豆素等。

十二、蛇类的管理控制

蛇类是生态系统中的一个重要组成部分，在生态系统中发挥着独特的功能。通常情况下，蛇类应该受到保护。但在某些特定的区域，为了防止人类受到毒蛇的伤害和惊吓，在特定区域，尤其是城镇、村落，这些人类居住活动的主要场所，需要彻底清除各种蛇类，以免对人类带来危害。管理控制蛇类有以下方法：

1. 生态控制

生态控制的第一步，就是断绝蛇的一切食物来源。有些蛇主要以昆虫为食，有些蛇主要以鼠类为食。可以通过喷洒杀虫剂，翻耕土地，减少有机腐殖质等手段消除昆虫。积极开展灭鼠工作，用毒杀、捕捉或饲养家猫的方法，消灭各种鼠类，这样可以减少毒蛇因捕食老鼠，进入人类居住区的概率，减少人类被毒蛇咬伤的机会。

第二步是消除蛇类的隐蔽场所，搞好环境卫生是人类居住区防范毒蛇伤害的重要生态措施。住宅旁的杂草丛、灌丛、垃圾堆、乱石堆、墙洞及树洞，经常是蛇的藏身地方。要将些地方的草丛进行修剪，清除灌丛、木材堆和建筑废料堆，将蛇类喜欢逗留藏身的洞穴缝隙堵塞，让蛇无藏身之处，自行离开人类居住地。

2. 直接捕捉

将粘鼠胶涂抹在 60 厘米×40 厘米的木板上，使其形成 30 厘米×20 厘米的胶区，放在蛇类经常出没活动的地方，蛇一旦游上粘胶板，就会被粘住无法动弹。

中国南方民间常用捉鱼的竹篓，放在蛇的洞口捕捉蛇，或在竹篓中放点食物引诱蛇类进入觅食，将蛇捕获。竹篓是一种用竹篾编制的长筒形物体，入口呈喇叭状，有倒须，蛇容易进入但不能出去。

对已知躲藏地点并且容易观察的蛇，使用蛇钩或蛇钳等专业捕蛇工具直接捕捉。

对捕捉的蛇，装入布袋或编织袋后集中，运送到人烟稀少的野外或自然保护区其将其释放，让其继续发挥生态功能。

进入住宅房屋或公园，但又躲藏在洞穴中很难捕捉的毒蛇，可以向蛇洞中喷射氰化钙之类的毒气，将其毒杀。或向蛇洞灌注汽油或煤油，逼蛇逃离洞穴，然后将其捉拿归案。使用汽油灌注蛇洞时要特别小心，不要引发火灾。

3. 掌握蛇的活动规律

在江浙一带，一般自 11 月的立冬、小雪之后，到翌年 3 月初的惊蛰这段时期，各种毒蛇基本上入蛰冬眠，仅有少数毒蛇，在天气回暖的日子，出来晒太阳，但已不太活跃。这段时间基本上是安全的。

在两广、云南、福建等地，毒蛇冬眠的时间相应要短些。长江以北地区，毒蛇冬眠的时间会更长一些。蛇在过冬后初出洞时，大多在洞口不远的地方，也不太活动。到炎夏初秋，毒蛇分散活动，可进入屋内。一天之内毒蛇的活动规律，因种类差异有所不同。眼镜蛇、眼镜王蛇以白天活动为主，而银环蛇、金环蛇、烙铁头蛇以晚上活动为主，蝮蛇、尖吻蝮、竹叶青蛇白天和晚上都有活动，但它们在闷热的天气出来活动更盛。尖吻蝮喜欢在下雨时出来活动。

根据毒蛇的活动季节与活动规律，在劳动或野外工作时，加以注意和防范。

十三、蛇 类 知 识 问 答

1. 死的毒蛇还有毒吗？

打死的毒蛇毒腺中依然有毒液，可以通过毒牙注入，无论是新鲜的死蛇或是被制成药材或标本的毒蛇，若其毒牙刺破人的皮肉，同样会中毒。

2. 毒蛇能喷毒吗？

多数毒蛇不会从口中喷出毒液。但是眼镜王蛇、眼镜蛇受到惊吓或极度愤怒时，会竖起前半身，做出威胁姿势，这时候毒液可从它的毒牙中喷射出来，喷出毒液可达 2 米远。如果毒液进入眼睛，与毒蛇咬伤人一样会中毒。应迅速冲洗眼睛，以免中毒。

3. 蛇有脚吗？

蛇的四肢高度退化，是没有脚的。但是少数种类，如蟒蛇科的蛇，在肛门附近保留了 2 个爪状的后肢，这是真正的蛇脚退化后留下的痕迹。一般人所说的见到蛇脚，往往是雄蛇被打伤或烧伤时，从肛门附近伸出的 2 个阴茎，是雄蛇的交配器，而不是脚。

4. 有两头蛇吗？

两头蛇有两种情况：一种是头和尾部都是钝的，花纹相似，分不出明显的头部和尾部；另一种两头蛇是怪胎，在同一方向生长着两个头。这和双头的猪、羊、牛等一样，属于畸形。

5. 尖吻蝮会放丝吗？

民间传说尖吻蝮会放丝，当人踩到它所放的丝上时，它就冲过来咬人。其实尖吻蝮不会放丝，因为它的体色和斑纹与森林中的落叶或者山林溪间的岩石非常相似，尖吻蝮往往盘着不动，人类不容易发现它的存在，当人走到尖吻蝮的附近，它的颊窝侦测到环境温度变化，发起攻击咬人，人们就误认为尖吻蝮会放丝。

6. 人被毒蛇咬过之后能获得免疫力吗？

被毒蛇咬伤过的人，不会产生免疫力。有些玩蛇的人认为他自己曾被毒蛇咬过，可以有免疫力了，但是再被毒蛇咬后，往往还会中毒，甚至造成死亡。

7. 什么蛇最毒？

目前所知能咬死人的毒蛇有 300 多种，中国有 20 多种。从毒液的量和被咬人的中毒程度，中国最毒的蛇应该是眼镜王蛇和尖尾蝮。其他毒蛇的毒性也不能忽视，对人都是具有致命危险性的。被叫作"五步蛇"的尖吻蝮，是形容被咬后极度疼痛，行走不便，而不是被咬后走五步即死。

8. 蛇毒吞下去会中毒吗？

只要口腔和肠胃消化道没有病灶，蛇毒吞服下去不会出现中毒症状，蛇毒和其他食物一样，可以被消化液所消化。蛇毒直接进入淋巴和血液系统，才会发生严重中毒现象。

9. 蛇的舌头和尾巴有毒刺吗？

有人说蛇的舌有毒刺，尖吻蝮尾巴上的尖刺最毒，其实都不对。蛇的舌头分两个叉而且很尖，是作为收集嗅觉和味觉的辅助器官用的，不会刺人。尖吻蝮尾部确有角质硬刺，但不会刺人，也没有毒。

10. 毒蛇咬伤毒蛇会死吗？

同种类的毒蛇相互咬伤，不会中毒死亡。例如，两条眼镜蛇争夺食物时若相互咬伤，不会中毒死亡。竹叶青蛇也是如此。除非互咬时伤害了对方的心脏等重要器官而造成死亡。但是这种毒蛇咬伤那种毒蛇或者咬伤无毒蛇，很容易造成中毒死亡。

11. 为什么有些蛇经常进入屋内？

由于蛇喜捕食鼠类，而人类居住的房屋是鼠类喜欢的活动场所，在屋内活动的鼠类因此吸引蛇类进入房屋或仓库捕食。进入房屋捕食鼠类的蛇，有无毒蛇，例如黑眉锦蛇、火赤链等；也有毒蛇，例如白头蝰、山烙铁头蛇、圆斑蝰等。

12. 蛇能与人比高低吗？

蛇是不会与人比高低的。蛇见到人一般都是主动逃避，仅有眼镜王蛇有时例外。有些蛇受到惊吓后，头颈部昂起，这是蛇的一种防御行为，而非与人比高低。

13. 蛇愈小愈毒吗？

蛇愈小愈毒的说法是错误的。虽然有些毒蛇个体比较小，如竹叶青蛇、蝮蛇等。但是最小的蛇是钩盲蛇，全长只有 10 多厘米，完全无毒，而且不会咬人。

第五章　防范有毒动物伤害

　　野外有毒的无脊椎动物种类较多，能够对人造成严重危害的有毒蜂和蜜蜂，有毒毛虫、蝎子、蜈蚣、有毒蜘蛛等动物。近年来，随着人类在野外活动的增多，被这些有毒生物伤害的案例不断上升，造成人员受伤，甚至死亡。从事野外工作，或在户外休闲度假，需要做好防范有毒动物的措施。

一、防范蜂类蜇伤

1. 毒蜂的种类

　　具有攻击性，对人类会造成显著伤害的蜂类，主要是胡蜂科和蜜蜂科的成员。习惯所称的毒蜂，通常指胡蜂科的各种蜂。蜜蜂也具有攻击性，蜇人之后常会给人带来明显伤害，本书为叙述方便，也将其归入有毒蜂类。

　　胡蜂在动物分类中属节肢动物门、六足亚门、昆虫纲、膜翅目、细腰亚目、针尾部、胡蜂总科。昆虫学家卡平特 1982 年基于系统发育研究结果，将胡蜂总科降为胡蜂科（Vespidae），分为 6 个亚科，分别是犹胡蜂亚科、马萨胡蜂亚科、蜾蠃胡蜂亚科、狭腹胡蜂亚科、马蜂亚科和胡蜂亚科，6 个亚科的胡蜂共有 5015 种。有毒并经常攻击人类的主要是胡蜂和马蜂。为叙述方便，统称为胡蜂。

　　胡蜂和马蜂的体形不一，形态多样，共同的特点是体壁坚厚，光滑少毛，静止时前翅纵折，具有强健的螫针，中国记载各种胡蜂 200多种，常见的种类有大胡蜂、小胡蜂、青花胡蜂、金环胡蜂、墨胸胡蜂、黄蜂等种类。胡蜂身体多为黑、黄、棕三色相间，有的种类也呈单一体色。体形大的胡蜂螫人很疼，但毒性不及小型胡蜂剧烈。

胡蜂的俗称有雷蜂、土蜂、大土蜂、七里蜂、葫芦蜂、地王蜂、地龙蜂、红头蜂等，在中国分布甚广。

2. 胡蜂的习性

胡蜂为群居的捕食性昆虫，食性杂而广泛，各种昆虫、动物尸体、树汁都是它们的食物，胡蜂还嗜食甜性物质。

春天通常气温上升到12~13℃时，胡蜂出蛰活动；气温升高到16~18℃时，开始筑巢。因种类不同，蜂巢形状多样。多数胡蜂的巢用木质纤维所造，而非蜂蜡，这点与蜜蜂不同。黑尾胡蜂的蜂巢，是圆形或椭圆形的球状体，外形略似葫芦，因此黑尾胡蜂又被称为葫芦蜂。黑尾胡蜂做巢的材料是木质纤维、枯枝、树叶或者动物粪便，经过咀嚼加工做成。大型的蜂巢单层蜂室可有2000多个幼虫室，整个蜂巢有5~10多层，蜂群个体数量达到上万只。蜂巢内各层蜂室用多个短柄连接，整个巢顶端用数个短柄固定在树枝上或其他物体上。

秋后气温降至6~10℃时，胡蜂进入越冬期。春季中午气温高时活动最频繁。夏季中午炎热，胡蜂常暂停活动。晚间归巢不动。有喜光习性。风力在3级以上时停止活动。相对湿度在60%~70%时最适合胡蜂活动，雨天停止外出。胡蜂嗜食甜性物质。在500米范围内，胡蜂可明确辨认方向，顺利返巢。超过500米则常迷途忘返。

胡蜂的毒刺螫人之后，可以将毒针缩回，继续螫人，这点与蜜蜂不同。有些人被胡蜂螫过后，会产生过敏性昏迷，如不及时救治会因呼吸系统或是肾脏系统衰竭而死亡。胡蜂在中国分布十分广泛，东北、华北、西北、西南、华中、华南、华东、台湾、海南等地都有分布。

分类上隶属蜜蜂科的各种蜜蜂也会螫人，对人造成危害。无论哪种蜜蜂，只有工蜂有毒针，毒针与尾部的毒囊相连，蜜蜂的毒针有倒钩，螫人后毒针不能缩回，通常会把毒针和连同毒囊一并留在刺伤处，由于螫人工蜂的毒针和毒囊与身体脱离，自己严重受伤，不能再螫人，不久之后就会死亡。

3. 胡蜂的危害

最近20多年，随着自然环境的变化，气候变暖，特别是冬季平均温度升高，使在北方各地越冬的胡蜂死亡率下降，种群数量增加。另外，各地生态林地面积的增加，导致昆虫种群数量增加，为胡蜂提供了丰富的食物资源。各地农村大面积种植的经济林，如柿子、梨、杏等，为胡蜂取水和提供食物提供了便利，因此胡蜂的种群数量有较大的增长。发生多起胡蜂攻击致人死亡的陕西安康县，专家估计全县境内有12万~15万个胡蜂的蜂巢。油菜种植率最高的紫阳县受胡蜂危害最为严重。每年夏季和秋季为毒蜂蜇人高发时期。

胡蜂种群数量的爆发式增长，加上户外活动的普及，越来越多的公众进入自然开展徒步、露营、攀岩、观鸟等各种户外活动，增加了与胡蜂和蜜蜂接触的机会，因此胡蜂或蜜蜂蜇人的事件频繁发生，造成人员受伤乃至死亡的案例日益增多。陕西省镇康县十多年来发生数百起胡蜂蜇人案例，导致10余人死亡。湖南、贵州、云南、四川近年来胡蜂蜇人的案例也呈持续增长趋势。云南发生过村民带着孩子在地里劳动遭到胡峰攻击，最后因伤重不治身亡的事情。四川成都华西医院2017年9月和10月国庆长假期间，就收治了30多位蜂蜇患者，也发生一起位患者因中毒严重，导致多器官功能衰竭不幸去世。

对于大多数人而言，被一两只胡蜂或蜜蜂蜇伤之后，因中毒引起的不适，经过一段时间可以逐渐痊愈。但是胡峰和蜜蜂是社会性昆虫，一旦蜂群对目标发起攻击，往往是倾巢出动，受害人经常被多只胡蜂或蜜蜂蜇伤，由于大量蜂毒进入人体，中毒症状往往非常严重。此外，有部分人属于对蜂毒过敏的特异体质者，一只胡峰或蜜蜂的轻微蜇伤，即可能导致其发生休克，甚至危及生命。

胡蜂如果种群数量过大，对水果和蔬菜种植也会造成一定的危害，胡蜂经常出没于村寨、农田、果园、菜园间，取食植物嫩叶和咬坏水果、番茄等。咬坏的水果、蔬菜容易受病原菌的感染，导致水果、蔬菜产量减少。

4. 蜂毒的特性

蜂毒中含有蚁酸、组织胺、溶血毒素和神经毒素，可使蜇伤局部红肿，使凝血时间延长，沿神经分布有放射性疼痛。不同种类的蜂毒，毒性不一样，蜜蜂类的毒性较小，胡蜂、黄蜂的毒性较强。

被一两只蜂蜇伤，中毒症状通常较轻，一般几小时后症状即可减缓，2~3 天后消失。但是如果多处受蜇伤，可能出现全身症状，如头晕、恶心、发热、烦躁不安等。对蜂毒过敏的特异体质者，轻微蜇伤即可能可发生休克，甚至危及生命。

胡峰的毒液主要成分为组胺、五羟色胺、缓激肽、透明质酸酶等，毒液呈碱性，易被酸性溶液中和。毒液有致溶血、出血和神经毒作用，能损害心肌、肾小管和肾小球，尤易损害近曲肾小管，也可引起过敏反应。胡峰的蜂毒呈碱性。

蜜蜂蜂毒是由工蜂的毒腺分泌的一种淡黄色透明液体，其化学成分极其复杂，除了含有大量水分外，还含有多种多肽、酶、生物胺、胆碱、甘油等物质和 19 种游离氨基酸等。在组成蜂毒的多肽类物质中，蜂毒肽的含量最高，约占干蜂毒的 50%。这一成分是患者致病致死的罪魁祸首。因为蜂毒肽是一种强烈的心脏毒素，具有收缩血管的作用，同时蜂毒的血溶性又极强，因此对心脏的损害也就极大。遇袭者在被蜜蜂蜇了之后，普遍出现头痛、恶心、呕吐、发热、腹泻、气喘、气急、呼吸困难等诸多症状，以致肌肉痉挛，昏迷不醒，严重者出现溶血、急性肾功能衰竭而致死。蜜蜂的蜂毒呈酸性。

蜂毒中含有蚁酸、组织胺、溶血毒素和神经毒素，可使蜇伤局部红肿，使凝血时间延长，沿神经分布有放射性疼痛。不同种类的蜂毒，毒性不一样，蜜蜂类的毒性较小，而黄蜂、胡蜂的毒性较强。

5. 毒蜂蜇伤临床症状

被一两只毒蜂蜇伤，一般几小时后症状即可减缓，2~3 天后症状消失。但是如果身体多处受蜇，有可能出现全身症状，如头晕、恶心、发热、烦躁不安等。对蜂毒过敏的特异体质者，轻微蜇伤即可能发生休克，甚至危及生命。

被蜂蜇之后，有蜇针和毒囊留在皮肤上的是蜜蜂；没有蜇针，只有伤口的是胡蜂。胡蜂蜂毒呈碱性，蜜蜂蜂毒呈酸性，两者中毒症状略有不同。但总的症状基本相同，具有如下特点：被蜇部位红肿、疼痛、瘙痒，蜇伤后 12~36 小时可以扩散到周围组织，并可能继发细菌感染。

如果被蜇到特殊部位，可能产生严重后果，例如眼部被蜇，可能导致眼眶周围组织、结膜、角膜水肿，以及眼内感染。如果口腔里面被蜇，可能导致咽喉部水肿，甚至窒息。

过敏反应：无论哪种蜂蜇，一般都会致敏，胡蜂引起的过敏反应高于蜜蜂。过敏症状表现：全身皮肤出现红斑或荨麻疹以及皮肤瘙痒，出现恶心、腹痛、腹泻等消化系统症状，严重的可出现咽喉部水肿、哮喘、血压降低，甚至因气道梗阻及休克而死亡。依据目前研究结果，过敏反应与蜂蜇数量没有直接关系，而是与每个人的身体敏感性相关。蜂蜇之后，还可能引起脏器损害，导致肌肉、红细胞破坏，以及全身脏器损伤。有可能出现腰痛、酱油色尿、尿量减少以及肾功能不全；皮肤黄染、肝区疼痛以及肝功能不全；心慌、胸闷、胸痛、咳嗽、呼吸困难，头昏、头痛、意识模糊。脏器损伤与过敏反应相反，蜂蜇导致的脏器损伤与蜂蜇的数量有直接关系。换句话说，攻击的蜂子越多，脏器损伤就越严重。

中毒表现：被黄蜂蜇后，受蜇皮肤立刻红肿、疼痛，甚至出现瘀点和皮肤坏死；眼睛被蜇时疼痛剧烈，流泪，红肿，可以发生角膜溃疡。全身症状有头晕、头痛、呕吐、腹痛、腹泻、烦躁不安、血压升高等，以上症状一般在数小时至数天内消失。严重者可有嗜睡、全身水肿、少尿、昏迷、溶血、心肌炎、肝炎、急性肾功能衰竭和休克，甚至死亡。部分对蜂毒过敏者可表现为荨麻疹、过敏性休克等。

6. 引发毒蜂攻击的原因

（1）穿着鲜艳服装

身着鲜艳服装的人容易遭蜂攻击，如身穿红色、黄色和橙色服装，因其颜色与花的颜色类似，且在人移动时与附近的地物产生强烈对比的色差，故而吸引蜂类的注意，最后导致被蜇。

（2）杀死巡逻蜂招致攻击

人们在山野间行走时，无意间拨开草叶、树枝，这些枝叶的晃动，会吸引胡蜂群的巡逻蜂注意，进而趋前一探究竟。倘若前行的人，用手或树枝在空中挥舞，在巡逻蜂看来，就是威胁与攻击的动作。若将巡逻蜂拍死或拍伤，受伤或死亡的巡逻蜂，会释放出特殊的化学激素，吸引其他的巡逻蜂注意，引发进一步的攻击，甚至导致整个蜂群发动攻击。

（3）震动蜂巢遭到攻击

人们行走时的脚步与地面的震动，会造成在地表或地下筑巢的蜂群躁动与不安，其结果常常是还未见到巡逻蜂飞出，整个蜂群就蜂拥而来，遭到蜂群大规模攻击。

（4）气味引来攻击

带有盐味的汗水或动物的血水、唾液、水果的香味、肉类的残余味道，这些有特殊气味的物体常常会吸引肉食的胡蜂注意，前来觅食，进而引发对人攻击。蜜蜂因需要获取一定矿物质，也会叮咬人流汗的皮肤，或在有汗渍的衣服上停留取食盐分，导致攻击人。

（5）阻挡蜂路遭到攻击

春季与秋季是蜂群繁殖与迁巢的季节，这两个季节，它们会扩大巡逻领地，性情较其他季节更为凶狠。如果人在其巢穴附近活动，阻挡了它们出巢或回巢的飞行路线，就会引起蜂群的攻击。

7. 主动防范蜂蜇

（1）野外活动穿长袖衣和长裤，戴好帽子。不要穿白色衣服和其他鲜艳色彩的衣服。胡蜂对白色和鲜艳色彩的物体比较敏感。在胡蜂分布密集的野外活动或开展调查，应穿深色长衣长裤防护。也不要使用香味浓烈的香水和化妆品，化妆品内含的化学合成物质可能有与胡蜂信息素近似的成分，气味往往模仿天然花香，容易招引胡蜂。野外活动前与活动中均不要饮酒，饮酒的人相对更容易遭到胡蜂攻击。

（2）避开蜂巢和蜂飞路线

野外活动时，应注意观察周边环境，避免惊扰蜂巢。

胡蜂或蜜蜂之所以会攻击路过的动物或人，主要原因是动物或人太接近它的巢穴所致，一般胡蜂群的巡逻蜂警戒范围，距离巢穴15～25米。野外工作时注意避开蜂巢。野外遭遇蜂蜇的一种常见情况，是不慎触动蜂窝或挡住蜂路而引起的。蜂洞多在树枝上、树洞或石洞中，在林中行走时注意不要触动蜂窝。

（3）不要驱赶击杀身边飞舞的游蜂

野外活动或劳动时，如果遇见单只胡蜂在周围盘旋，表示你已接近它的警戒范围，绝不要挥赶或骚扰它，也不要距离很近地观察它，要尽快离开，以免它发出讯息招来群蜂攻击。

靠近蜂巢会引起巡逻蜂注意，有特殊气味的衣服和食物也会吸引蜂类前来。这时如果驱赶、拍打或击杀蜂类，巡逻蜂就会视为敌意威胁，进而引发蜂群的攻击。蜂群集群发动攻击时，有时可以追击到距蜂巢 100 米远处。零星几只蜂在身边飞舞骚扰时不必理会。如果胡蜂或蜜蜂停落在头上肩上时，轻轻抖落即可，或吹口气让它离开，不要拍打。

（4）环境清理

公园和庭院要经常修剪树木，减少胡蜂筑巢的机会，房前屋后避免栽种多汁植物，减少胡蜂进入宅院的机会。

不要在村庄附近养蜜蜂，以减少胡蜂捕杀蜜蜂在人类密集居住区活动的频率。

不要在空旷地方摆放没有掩盖的糖类食物及饮品，以免招引胡蜂集结前来取食。

（5）携带急救药品

经常在野外作业的人员应随身携带急救药品，如蛇药和息斯敏（阿司咪唑）等，做到有备无患。

8. 遭遇毒蜂攻击的应对措施

（1）遇到蜂群大规模攻击时，与自己距离较远时，自救的方法就是快步奔跑，离开它们的势力范围。要顺风跑，往山下跑，因为逆风只会让自己的气味往后送，有利于蜂群追踪。

逃跑时若有其他衣物，可先高举在头顶上挥舞，吸引蜂群，然后将衣物往其他方向抛出，以便诱导蜂群离开。

（2）不小心触碰蜂窝，惊扰蜂群发起追击，此时不要慌乱，不要哭喊，更不要乱跑。应立即蹲下，尽快用衣物包裹遮盖身体暴露部位，尤其注意把头部防护好，蹲伏在地不要动。千万不可乱跑，乱拍打。待蜂群归巢，恢复平静后再缓慢小心离开。

在人类活动密集区附近发现胡蜂巢穴，没有完善的防护装备切勿自行摘除胡蜂巢，拨打 119 报警电话，请消防官兵前来处理，清除蜂巢。

如果遇到一窝蜂攻击，遭到多只蜂螫，即使暂时没有出现意识障碍、呼吸困难等过敏反应，也要赶快去医院就诊。

9. 蜂螫处理与简易治疗

（1）蜜蜂螫伤处理

被蜜蜂螫伤后，带有毒腺的螫针通常会留在皮肤表面，应先将其去除。去除螫针时不要挤压毒腺，以免更多的毒液注入皮肤内。处理时先小心用镊子夹住螫针将其拉出，或用针将其挑出。蜜蜂蜂毒呈酸性，螫伤后可选择弱碱性液体，如氨水、小苏打水、肥皂水、淡石灰水冲洗。通常用 5%~10%碳酸氢钠溶液，或 3%的氨水清洗伤处，也可用肥皂水洗涤伤口。一时找不到这些药品，也可在螫伤处涂抹唾液以中和毒素。如果没有碱性液体，则用干净的清水冲洗伤口。被蜜蜂螫伤后，不能用挤压伤口的方式将毒素挤出来，此时挤压伤口，只会使毒液扩散。

（2）胡蜂螫伤处理

胡蜂螫人之后，不会在皮肤内留下螫刺，只有刺伤痕迹。胡蜂毒针刺入皮肤即注入毒液，中毒后引起局部组织坏死，过敏性体质的人可引起急性肾功能、肝功能衰竭。胡蜂的蜂毒为碱性，可以采用涂抹酸性液体的方法中和毒液，在治疗实践中，常用醋酸或食用醋洗涤伤口。如果身边暂时没有药物，甚至找不到食用醋，可在患处用力涂抹柠檬、橙子等水果汁，酸性越强的效果越好。

也有人用嘴反复吸吮伤口，吸出部分毒素；或用拔火罐的方式，吸出部分毒素。

中毒程度较为严重的患者，可以用季德胜蛇药片或南通蛇药片涂抹伤口肿胀部位，同时口服蛇药片帮助缓解症状。

被毒针刺伤处可涂抹皮炎平、南通蛇药止痛消炎；或采集七叶一枝花、半边莲、紫花地丁、蒲公英、夏枯草，洗净捣烂外敷伤处。如果有洋葱，可以洗净后切片在伤口上涂抹。此外，还可用风油精、清凉油等去除蜂毒，切记不可用红药水或碘酒搽抹，那样不但不能治疗，反而会加重肿胀。蜂蜇患者还要多喝开水，以加快毒素排泄。为防止继发感染可口服抗生素。

中毒症状严重的患者可用 0.1% 肾上腺素 0.5 毫升皮下注射，或用息斯敏（阿司咪唑）等抗过敏药物治疗。蜇伤局部剧痛的患者，可用 0.1% 利多卡因或 0.5%~1% 普鲁卡因局部封闭。

被蜂蜇伤的部位，野外宿营时应避免烤火，因为烤火会让皮肤毛细血管循环加快，蜂毒顺毛细血管循环扩散，导致患处更加肿胀。

如果是被两三只蜜蜂蜂蜇伤，中毒症状轻微，自己做过上述处理之后，可以自行痊愈，不必去医院就诊。但是，如果被多只蜜蜂蜇伤，中毒症状已感觉比较严重的患者，最好还是前往医院进行检查治疗。

被单只或两三只胡蜂蜇伤，中毒情况因人而异，体质较好中毒症状不严重的患者可以自行做治疗处理，不用去医院就诊。鉴于胡蜂蜇伤可能引起溶血性急性肾功能衰竭和肝脏损害等症状，被胡蜂蜇伤发生比较严重的中毒症状，应去医院治疗，检查是否有肝、肾功能异常。若被成群胡蜂蜇伤，必须尽快去医疗条件较好的大医院治疗。

被蜇伤处肿胀明显者，可以抬高被蜇伤的肢体。受伤部位在 24~48 小时内采用局部冰敷，减缓毒素在身体内的扩散。

被蜂蜇伤 20 分钟后无特殊症状者，通常可以放心，否则切莫掉以轻心。

（3）体质过敏者蜇伤处理

有些人被蜂蜇后有过敏反应，过敏者通常出现头晕、头痛，神情不安等症状，轻度过敏者症状一般可在数小时内消失。严重的过敏者则可能发生严重中毒反应，出现呼吸困难，甚至呼吸麻痹而死亡。如果发现被蜇伤者呼吸困难、呼吸声音变粗、带有喘息声，出现咽喉部梗阻、全身冰凉、意识丧失等症状，说明患者可能出现了严重过敏反应，必须马上送最近的医院进行急救。

同时采取伤口近心端结扎止血带，每隔 15 分钟放松一次。注意结扎时间不宜超过 2 小时。万一发生休克，在通知急救中心或去医院的途中，要注意保持患者呼吸畅通，并进行人工呼吸、心脏按压等急救处理。

有轻度过敏的蜂蜇伤患者可口服抗组织胺剂，也可用盐酸苯海拉明脱敏。严重的过敏者需注射肾上腺素。有些对蜂蜇不过敏的人，若因群蜂多处蜇伤，身体内蜂毒过多，也会表现出过敏症状。对过敏反应者应尽快送医院请医生治疗。

不论中毒情况轻微还是严重，采用治疗措施后，均应多饮水，以加快体内毒素排泄。

10. 胡蜂的捕杀管理控制

（1）防范毒杀

春季是胡蜂开始建巢活动的重要时期，要重视抓住这时只有少量越冬蜂，这些蜂属于建群创始蜂，早期每个蜂巢只有蜂王和少量的工作蜂，这是消灭它们的有利时机。组织人员在城镇周围、道路两端、游憩林区、登山路径等区域进行普查，及时发现胡蜂的建巢活动，在胡蜂小巢期间对巢进行摘除销毁，或用布条、毛巾沾上农药挂在小巢上对胡蜂进行熏杀。

春季至夏季，在胡蜂造巢取材的牛粪上喷洒农药，胡蜂收集牛粪时接触农药，最终被农药杀死。

（2）摘　巢

已经形成大型蜂群的胡蜂巢，可以先用杀虫剂喷射蜂巢出口和巢外蜂群，将它们驱赶进入巢内，随后用编织袋或一米见方的布口袋，将整个巢装入袋中。快速扎紧袋口，然后摘除蜂巢。在摘除蜂巢时，动作要轻、准、快。摘下来的蜂巢连编织袋投入水中，或浇上汽油用火烧掉。摘巢法能将整窝胡蜂的成虫和幼虫全部消灭，不会留下后遗症，值得推广。摘巢法适合摘除位于住房阳台、窗户或较低部位的蜂巢。摘巢时间最好在晚上或雨天进行。

（3）烧毁蜂巢和蜂群

烧毁蜂巢需要先找到蜂巢的位置。用一根长约 1 米的小竹竿或小树枝，尖端系一只小蝗虫、蜜蜂或其幼虫，也可用一点猪肝或猪肺等作为诱饵，把带饵的竹竿伸向花丛中或蜂箱前觅食的胡蜂。胡蜂凭借敏锐的目光和嗅觉，很快就会发现食物，飞到竹竿上取食。将其逮住，在胡蜂的腰部最细处系上一根 4~5 厘米长的白色棉线，棉线末端带一小团棉花或一片白色羽毛，将做好标记的胡蜂放飞，顺着胡蜂飞行的方向跟踪寻找，如果跟掉了，可以在跟掉的地点，再用食物引诱捕捉黄蜂后标记，直到找到蜂巢。寻找蜂巢若使用望远镜观察，追踪效果更好。

对悬挂于大树上位置很高的胡蜂巢，用长竹竿绑上一团棉花，棉花浇上汽油或柴油后点燃，由身穿防护服的人员用这个长柄火把将树上的蜂巢直接烧毁。此方法一般对付野外树枝上 8 米以下的蜂巢，效果较好。更高位置的胡蜂巢，可以制作一张竹弓，再做几支箭，在箭头上绑上棉花，浇上汽油后点燃箭，把火箭射进蜂巢，让火把蜂巢烧毁。火烧蜂巢要注意防火，事先需疏散周围群众。

北方地区进入深秋季节，气温降至 15℃ 时，胡蜂就开始离巢，迁居至石洞、草堆等比较温暖的地方越冬，常数百只聚拢抱成一团，抵御寒冷。发现越冬蜂群可以用火焚烧。

（4）毒　杀

用自制的铁箭或竹箭绑上棉花，再沾上敌敌畏或保棉丰等剧毒农药，用特制的组合长杆将毒箭轻轻插入蜂巢内，使毒箭留在蜂窝内，接触到毒药的马蜂在蜂窝内移动，会让更多的胡蜂中毒并快速扩散，数十分钟便能将整巢胡蜂全部毒死。这种方法一般不会惊动蜂群，能使绝大部分毒蜂安乐死。

胡蜂对蜜蜂危害很大，蜜蜂养殖场需要控制捕杀胡蜂。常用的方法是让胡蜂携带毒药回巢，让整个胡蜂巢中毒死亡。用废旧的羽毛球拍剪去网线，或用 8 号铁丝做一个网圈，网兜可用尼龙纱布制作，用来捕捉胡蜂。网到胡蜂后用镊子轻轻地隔着网兜夹住胡蜂，从网兜取出后，用左手从上往下捏住胡蜂头部，这样胡蜂就无法伤人，立即再用右手将镊子夹住胡蜂的胸部，胡蜂的足就不能动弹了，随后用事先准备好的白色棉线活套从尾部向上套进胡蜂腰的最细处，将活套轻轻拉紧，以不伤害胡蜂为度，留 4~5 厘米棉线，在棉线末端 1 厘米处涂上 90% 的敌敌畏。注意不能涂得过长，否则胡蜂返巢时在路途中就会中毒死亡，达不到预期的效果。胡蜂带着带毒的棉线钻进蜂巢，到处乱爬乱窜，企图摆脱线套，有毒气体在蜂巢中散开，致使蜂巢中的胡蜂和幼虫中毒身亡。如果多用几只带毒的胡蜂返巢，就可把整群毒死。胡蜂的觅食范围直径约为 1 千米，这种方法只需一人操作，可在 10~15 天把把蜂场周围的大部分胡蜂毒死，此方法虽然不能彻底灭绝胡蜂，但最大限度地制约了胡蜂在蜂场的危害。

其他类似的毒杀法，还有将胡蜂活捉后，将毒性较强的农药糖液涂在胡蜂的胸部和腹部，再把它们放走。这些胡蜂回巢后，其他胡蜂就会来舔食其身上的有毒糖液，致使全巢中毒。

捕到胡蜂后，将其放入 100~150 毫升预先放置有福建农业大学研制的毁巢灵粉剂的瓶内，让胡蜂飞行或爬行，把药粉沾染到蜂体各部位后，打开瓶盖放蜂回巢，携带毒药的胡蜂很快会污染全巢，达到毁除蜂巢的目的。

（5）引诱捕杀

胡蜂有定点取水的习性，在胡蜂取水的地方，可人工挖掘水坑或放置盛水器皿，加入农药，当胡蜂吸水时，就会中毒死亡。采用水中投毒的方法杀灭胡蜂，同时要特别注意，不要让人畜误饮用于毒杀胡蜂的水。

胡蜂喜欢捕食昆虫尸体，可用昆虫或剥皮的小蛙作为诱饵，引诱胡蜂前来取食，在它啃咬尸体时，使用特制的木拍击打消灭，来一打一。拍打时一定要对准，一拍致命，否则击打不中，可能遭到胡蜂攻击蜇人。这种方法适用在养蜂场捕杀捕捉蜜蜂的胡蜂，效果较好，能减轻或控制胡蜂危害，但需要整天守候在蜂场里，劳动强度大而麻烦。这种原始简单的扑灭法只能在胡蜂较少的年份使用。

胡蜂喜食蜜蜂，可用广口瓶内装 4 份蜜和 3 份醋，加水稀释后，再加入毒性较强的农药，挂在蜂场附近诱杀胡蜂。

（6）驱赶法

上述方法是将胡蜂全部消灭的极端做法，适合处理对人威胁极大的胡蜂蜂群，例如位于公园、住宅、村庄、校园的蜂巢。由于胡蜂在自然界对控制虫害有重要的生态功能，因此控制胡蜂危害时，可以考虑用驱赶法将毒蜂驱走。常用的办法是将樟脑粉放置于蜂巢内，毒蜂不堪忍受樟脑强烈的挥发气味，而被迫搬家离去。

二、防范有毒毛虫

1. 有毒毛虫种类和习性

自然界的有毒毛虫约有数百种，这些有毒毛虫身上有毒腺和毒毛，毒毛的毛腔中充满毒液，当触及人的皮肤时，毒毛尖端折断，毒液从毛腔注入人体，引起中毒。有毒毛虫有的颜色很鲜艳，有的颜色很平淡，但都有毛或刺，容易识别。

2. 防范方法

（1）做好防护

在野外活动时，做好个人防护，要戴帽子，穿长衣长裤，扎紧袖口裤脚。

（2）看清物体表面再抓握

野外活动时，在地形崎岖复杂的地方，经常需要抓握物体帮助保持平衡，这时最容易抓到有毒毛虫被刺伤。所以抓握之前，一定要看清楚拟抓握物体表面，确认要抓握的树枝、树干表面没有毛虫，方可伸手抓握。

3. 刺伤处理

被有毒毛虫刺伤后，皮肤上经常粘满毒毛或毒刺，清除起来十分费事。清理时不要用手乱抓，可借助放大镜和小镊子拔出毒毛或毒刺。用氧化锌胶布或透明胶带贴在患处，用来拔除毒毛、毒刺效果很好。毒毛和毒刺清除后，可在伤处涂上捣烂的鲜马齿苋。

三、防范有毒蜘蛛

1. 有毒蜘蛛种类和习性

蜘蛛在动物分类学隶属节肢动物门蛛形纲蜘蛛目，被分为数个科。所有的蜘蛛都有毒腺，蜘蛛攻击猎物时，用螯爪将猎物皮肤刺破，毒液通过导管进入动物体内，致使猎物中毒，失去活动能力。大多数蜘蛛分泌的毒液对人、大型哺乳动物和鸟类没有明显的毒性，仅对小动物有致死作用。但少数剧毒的蜘蛛不仅能利用毒素捕杀鸟类，而且对人的危害较大，例如分布在海南岛的红斑毒蛛，分布在新疆、甘肃、内蒙古、东北的穴居狼蛛，它们毒性强烈，人、畜被其咬伤后有致命危险。中国其他毒性较强的蜘蛛还有捕鸟蛛、悦目金蛛、中华狼蛛。

狼蛛是著名的有毒蜘蛛，狼蛛步足粗壮多刺，因善跑能跳，行动敏捷，习性凶猛，有毒而著名。狼蛛分布广泛，除南极洲外世界各地均有分布，以美洲种类最多，北美洲有 125 种，欧洲有 50 种。分布于中国西部的穴居狼蛛毒性很大，曾有患者被咬后中毒死亡的报道。

狼蛛多数徘徊游猎，在地面、田埂、沟边、农田和植株上活动。静息时隐藏在石下或土缝中。有的种类穴居，穴居狼蛛部分时间藏匿于洞穴内，前足发达，能够掘土打洞。穴居狼蛛因为隐藏在洞穴中，不易被发现。狼蛛食性杂，捕食蝗虫、蟋蟀、蝶类、苍蝇等各种昆虫。通常日间出来觅食，在温暖地区夜间也会外出觅食。

分布于中国西部的穴居狼蛛在 5~8 月的繁殖季节，母蛛在身体末端纺器上携带卵袋，幼蛛孵出后，爬上母蛛腹部的背面，3~7 天后，幼蛛才离开母体营独立生活。此时，其穴居狼蛛毒液的毒性最强，容易伤害人和家畜，在伊犁和哈密地区均有咬伤人、畜的报道。

2. 毒蛛咬伤症状

狼蛛的蛛毒无色、味苦，呈碱性反应，可溶于水，但不溶于乙醇和醚。在 75℃ 以上高温毒性被破坏。人被狼蛛咬伤后，皮肤上会留下两个小红点伤口，疼痛十分剧烈，个别病人大汗淋漓。中毒患者脸部呈现青紫色，浮肿，以致光亮，呼吸困难，脉搏减速，心律不齐。有的患者视力模糊，失明，呼气带有一股特殊的臭味。如未及时抢救，患者可能在十几小时后因心脏停搏而死亡。

被俗称为黑寡妇的红斑毒蛛，其毒液含有神经毒蛋白，可使中毒者运动神经中枢麻痹，引起死亡。

3. 毒蛛咬伤应急处理

（1）被有毒蜘蛛咬伤后，立即用止血带或其他代用品，如手巾、绳子在伤口近心端扎紧，以防毒素进入心脏，每隔 15 分钟放松 1 分钟，以免肢体坏死。

（2）伤口清洗后，作"十"字形切开，用吸吮器或拔火罐的方法抽吸毒液，在伤口周围用针扎刺，以便有毒体液排出。再用石碳酸（苯酚）烧灼后，才能放松止血带。人被咬后，可立即用火柴或烟头烧灼伤口，抢在毒素未扩散前以高温破坏其毒素。该法必须在被咬后 1~2 分钟内进行，方有效果。

（3）在伤口周围 3 厘米处，外敷蛇药或捣烂的半边莲、七叶一枝花等草药。重者经上述紧急处理后，再送往医院治疗。

治疗实践中，新疆尼勒克县医务人员采用大剂量可的松加在 5% 葡萄糖盐水中快速输液，并用维生素 C 辅助治疗。

（4）国外报道，用抗蛛毒血清治疗毒蛛咬伤有特效，但需提前制备血清。建议在毒蛛危害严重的地区，开展抗蛛毒血清的研制工作，做到有备无患。

4. 毒蛛咬伤主动防范

（1）做好防护

在野外活动时，做好个人防护，要戴帽子，穿长衣长裤，扎紧袖口裤脚，避免有毒蜘蛛钻入衣服内。

（2）看清物体表面再行抓握

野外活动时，经常需要抓握物体帮助保持平衡，这时可能抓到有毒蜘蛛被咬伤。抓握之前一定要看清楚拟抓握物体表面，确认要抓握的树枝树干表面没有蜘蛛、毛虫等危险动物，方可伸手抓握。

（3）穿鞋袜之前先做检查

野外露营，清晨穿鞋和袜子之前，一定要对鞋袜进行检查，确认没有蜘蛛、蜈蚣等毒虫再穿好。蜘蛛喜欢藏匿在鞋子和袜子中，所以要认真检查。

（4）控制捕杀毒蜘蛛

在人群和畜群经常活动的区域，如果毒蛛数量较多，活动频繁，可喷洒杀虫剂进行控制。

四、防范蝎子

1. 蝎子种类与习性

蝎子隶属节肢动物门、蛛形纲、蝎目、钳蝎科。蝎子身体分为头胸部、前腹部和后腹部3个部分。头胸部和前腹部合在一起，称为躯干部，呈扁平长椭圆形。后腹部分节呈尾状，又称为尾部。雌蝎体长约52毫米，雄蝎体长约48毫米，尾略长于躯干，整个身体形状似琵琶。

蝎子头胸部由6节组成，故有6对附肢，分别是1对螯肢、1对触肢、4对步足。螯肢亦称口钳，可将捕获物撕裂捣碎。触肢又称钳肢、脚须，由基节、转节、腿节、掌节组成。4对步足生于两侧，为行动器官。蝎子尾部末梢有毒刺和毒腺相通。

蝎子在中国大部分地区均有分布，约有10余种，其中东亚钳蝎是中国分布最广，最为常见的蝎子。

蝎子喜欢生活在安静、清洁、温暖、背风、向阳、干燥的地方，常潜伏在碎石、土穴、缝隙之间。既怕旱又怕水。久旱不雨，蝎子会钻到地下深处较湿润的地方；逢连日阴雨、穴内湿度过大，它会爬到高处石板底下躲藏。夏天雨后，蝎子特别活跃。轻微的音响能使蝎子惊慌逃窜。噪音会使蝎子烦躁不安，发情、怀孕、产仔的蝎子特别喜欢安静的场所。蝎子对各种有刺激性的异味，例如油漆、汽油、煤油、沥青以及各种农药、化肥等会远远避开。

蝎子从10月中下旬开始蛰伏冬眠，在立冬前后入蛰，翌年清明前后出蛰，全年蛰伏期6个月左右。

蝎子怕强光，白天躲在石下或缝隙中，极少出来活动，一般在黄昏出来活动，凌晨2~3时返回窝穴栖息。夜出活动有一定规律性，通常从傍晚到上半夜，出穴活动。活动与日落的迟早和气温的高低有关。5月份、6月份、8月份、9月份4个月19时开始出来活动，21~22时回窝，一日活动时间2.5个小时；7月份20时出来活动，23

时回窝，活动时间最长，达 3~4 个小时。

蝎子行走时尾平展，仅尾节向上卷起。静止时整个尾部卷起，尾节折叠于前腹部的背面或卷起平放于身体的一侧，毒针尖端指向前方。受刺激后，尾刺迅速向后弹，呈刺物状态，毒针碰到实物便排出毒液。

2. 蝎子刺伤症状

人被蝎子的毒刺刺伤后，会引起局部或全身中毒。刺伤处会出现大片红肿剧痛，部分患者还可能出现寒战、发热、恶心、呕吐、昏迷、舌及口部肌肉强直等症状，导致张口和说话困难。病情严重的患者发生抽搐及胃肠、肺部出血，危及生命。

3. 急救处理

被蝎子刺伤后的处理方法与毒蛇咬伤相同。

（1）用止血带、绳子、布条结扎蜇伤部位。

（2）清洗伤口，用肥皂水或清水冲洗，或用 3% 氨水、1% 的高锰酸钾溶液冲洗伤口，均可使症状缓解或消失。

（3）用拔火罐或其他方式吸出毒汁。

（4）可用大蒜擦伤口，或治疗毒蛇咬伤的草药捣烂敷于伤口，或口服季德胜蛇药片。

（5）用中药血蝎 5 克、儿茶 5 克、乳香 5 克、没药 5 克、良姜 5 克、麝香 0.1 克、冰片 0.1 克，混合一起研为细末，放入玻璃瓶封闭备用。用时以酒调为糊状，涂抹在蜇伤处，消毒止痛。

（6）用注射器吸入乙醚 2 毫升，在蜇伤处作皮下注射，每次注射约 1 小滴，注射后即可止痛。

中毒严重者，送医院救治。

4. 野外活动做好防护

野外活动扎好衣袖和裤脚，注意观察，避免被咬。

五、防范蜈蚣

1. 蜈蚣种类与习性

蜈蚣俗称天龙、百脚虫、千足虫，在动物分类学上隶属节肢动物门、多足纲、唇足目、蜈蚣科。身体为扁平的长条形，全长 9~17 厘米，体宽 0.5~1 厘米。身体由 22 个环节组成，最后一节略细小。头部第一体节有触角，第二体节有毒钩 1 对，自第二体节起每节有足 1 对，共有 21 对步足和 1 对颚足，蜈蚣颜色多为红色或棕红色，背部棕绿色或墨绿色有光泽，并有纵棱 2 条，腹部淡黄色或棕黄色。

蜈蚣除南极洲之外，各大洲均有分布。中国有蜈蚣 30~40 种，比较常见的有模棘蜈蚣、少棘蜈蚣、多棘蜈蚣、哈氏蜈蚣。在中国分布最广，数量最多，最常见的是少棘蜈蚣。

在中国，蜈蚣主要分布于江苏、浙江、安徽、河南、湖北、湖南、广东、广西、陕西、四川、云南、贵州等省区。

蜈蚣栖息于山坡、森林、田野、路边或杂草丛生的地方，畏惧日光，昼伏夜出，喜欢在阴暗、温暖、避雨、空气流通的地方生活。白天多潜伏在潮湿的森林地表枯枝落叶中，民居的砖石缝隙和墙脚边，有时也藏匿在成堆的树叶、杂草或腐木里。

蜈蚣是肉食性动物，主要在夜间活动捕食，晚上 8 点至次日凌晨 3 点是蜈蚣觅食活动的主要时间。蜈蚣喜欢捕食蟋蟀、蝗虫、金龟子、蝉、蚱蜢以及各种蝇类、蜂类。个体大的蜈蚣甚至可以捕食蜘蛛、蚯蚓、蜗牛，以及比其身体大得多的蛙、鼠、雀、蜥蜴及蛇类等。气温低于 10℃时，蜈蚣便停止活动。10 月天气转冷时，蜈蚣钻入背风向阳山坡的泥土中，潜伏于离地面 12 厘米深的土中越冬，翌年 3 月惊蛰后，随着天气转暖又开始活动觅食。

2. 蜈蚣咬伤症状

被蜈蚣咬伤后，其毒腺分泌出毒液，顺腭牙的毒腺口注入被咬者皮下而中毒。蜈蚣毒素含有两种类似蜂毒的有毒成分，即组胺样物质及溶血性蛋白质，尚含脂肪油、胆固醇、蚁酸等物质。

被小蜈蚣咬伤，因释放毒液少，仅会在局部发生红肿疼痛。但是，若被大型蜈蚣咬伤，可能导致淋巴管炎和组织坏死，有时整个肢体出现紫癜。有的患者还会出现头痛、发热、眩晕、恶心、呕吐，甚至抽搐、昏迷等全身症状。

若被蜈蚣咬到手部，咬伤处会很快产生剧烈疼痛，一般2个小时内肘关节处，3个小时腋窝处开始剧烈疼痛，4~5小时胸口隐隐作痛。与其他有毒动物相比，蜈蚣的毒素不强，被蜇后会造成疼痛，但不会致命。被蜈蚣咬伤后不用焦虑担心，一般不会导致生命危险。通常经过4~5天，症状会渐渐消失。

3. 蜈咬伤处理

若在野外不慎被蜈蚣咬伤，处理处理方法与毒蛇咬伤相同。结扎后立即用肥皂水、用高锰酸钾溶液、石灰水冲洗伤口，然后用抽吸器或拔火罐等方式吸出毒液。做完上述处理后，可以在被蜇伤处敷涂抹3%的氨水，或5%~10%小苏打水。可以将新鲜桑叶、蒲公英叶、鱼腥草或洋葱捣烂，涂擦或外敷。也可以用等量雄黄和枯矾研末，以浓茶或白酒调匀敷伤处。若带有蛇药，用蛇药涂抹患处也有较好效果，同时内服抗生素以防感染。

被蜈蚣咬伤，症状较重的患者应到医院治疗，有全身症状者尽快送到医院治疗，伤口周围可用冰敷。

4. 做好防护

野外活动扎好衣袖和裤脚，注意观察，避免被咬。

第六章 防范吸血动物伤害

在山野森林中活动，容易遇到山蚂蟥、蜱和蚊虫等吸血动物的叮咬，有些吸血动物还会传播疾病。因此，野外工作劳动时，对这些吸血动物不可掉以轻心，要注意做好防范工作。

一、防范蚂蟥

1. 蚂蟥的种类

蚂蟥是大家比较熟悉的吸血动物，学名叫蛭，在动物分类中属于环节动物门、蛭纲、腭蛭目，分为水蛭和山蛭两个科，中国约有10多种，依据生活环境分为山蛭、水蛭和寄生蛭。

山蛭俗称山蚂蟥，生活在亚热带和热带山地森林，长1~5厘米，背呈暗黄色，有黑色条纹，栖息于阴暗潮湿的丛林及林边草地上。中国长江流域、西南地区、华南地区以及海南岛的山区森林中大量分布，云南热带和亚热带山地森林普遍分布。当人走过森林灌丛时，爬到人身上吸血。

水蛭俗称蚂蟥或水蚂蟥，栖息于沼泽、溪流、池塘等水域，全长5~20厘米，平时隐伏于水草丛中，近岸边的水草中更多。当人下水时，即迅速游近吸附在人的皮肤上吸血，吸饱血后，一般自动脱落，但是伤口流血可持续几个小时。

寄生蛭主要分布于云南、海南、台湾等地山间小溪中。幼体仅5毫米左右，呈灰白色，一般肉眼较难看到。当人在水里活动时，它可钻入鼻黏膜，寄生几年而不脱落，因而会引起鼻腔经常流血、头痛、无力、呼吸不畅等症状；也可寄生在上呼吸道、食管、尿道等部位。

　　寄生蛭可爬上人身，钻入鼻黏膜，寄生几年而不脱落，因而会引起鼻腔经常流血、头痛、无力、呼吸不畅等症状；也可寄生在上呼吸道、食管、尿道等部位。

2. 山蚂蟥习性与危害

　　山蚂蟥主要栖息在海拔 2500 米以下的山地森林、灌丛和草丛，喜欢在温暖潮湿的环境活动，因此夏天十分活跃。在云南、贵州、海南岛的山区，黄牛、水牛、骡马等家畜在山蚂蟥多的森林中待上几小时，就有数条、数十条乃至上百条山蚂蟥爬在身上吸血。山蚂蟥不仅吸食人血和家畜的血，也吸食各种野生动物的血。因此，野生动物越多的森林，山蚂蟥的数量就越多。

　　山蚂蟥喜欢潮湿的环境，怕光，多在夏季雨后活动，怕高温而喜欢人体皮肤温度。通常在草上或地面爬行，也有爬在灌丛和树枝上的。山蚂蟥的后吸盘固定在青草或叶片上，前端竖直向上。当人或动物走过时，由于人体和动物的温度、气味以及行走时造成的空气振荡和光线的改变，这些因素刺激可以使山蚂蟥判断人或者动物的位置。当人或动物靠近时，山蚂蟥能以较快的速度爬行到人体或动物体表。用前吸盘吸住人体皮肤表面，造成真空，然后口腔内的腭片状细齿磨破皮肤，形成"Y"形切口，同时唾液分泌出一种蛭素，使血液不凝固，伤口流血不止，从而不断吸血。

　　小的山蚂蟥吸血量可达自身体重的 10~12 倍，约 0.25 克；中等大小的山蚂蟥吸血量可达其体重的 6 倍，约 1.4 克；大的山蛭吸血量能达到自身体重的 4 倍，约 2 克。吸血时间 30 分钟至 2 个小时，吸饱血以后会自动脱落，若不对伤口进行处理，伤口流血时间可达 1~2 个小时，并伴有痒感，如用手抓破伤口则很易感染。

　　二次世界大战期间，迫降在东南亚丛林中的美国飞行员，最让他们头疼的吸血动物就是山蚂蟥和蚊子。丛林中的山蚂蟥极多，它们从树上掉下来落在人身上吸血，甚至可以通过纽扣孔、鞋子的眼孔叮咬人体。目前，还没有发现山蚂蟥传播的疾病，山蚂蟥叮咬吸血后，不会使人发生严重的健康问题，但它吸食人血使人的体力衰弱，并且伤口流血不止，容易发生感染。

3. 防范山蚂蟥的措施

山蚂蟥主要在雨季活动，夏季和秋季在森林中活动，特别是在潮湿的灌丛和草丛中行走，容易遇到山蚂蟥，遭到叮咬。防范山蚂蟥主要有物理防范方法和化学防范方法两类。

（1）穿蚂蟥袜打绑腿

为防止山蚂蟥叮咬，可穿用厚布缝制的专门用于防范山蚂蟥的长袜，将裤脚扎入蚂蟥袜内，并扎紧袜口，山蚂蟥就钻不进去。若再打上绑腿，防护效果更好，可以确保膝关节以下部位不会被山蚂蟥叮咬。

（2）使用驱避剂

用灭害灵喷洒在裤管、鞋、袜、衣服、袖口、领口等部位，对山蚂蟥有强烈的驱避作用。如果没有灭害灵，用浓盐水喷洒在衣服裤子的上述部位，同样可以起到驱避效果。使用化学驱避剂驱赶山蚂蟥，在十分潮湿的草丛和灌丛中行走，要经常喷洒，以免药性变弱或盐分变稀，起不到驱避作用。通常20~30分钟就应补充喷洒一次。

（3）随时检查

在野外山蚂蟥多的地方行走活动，要随时注意自己皮肤上是否有异物爬行，一旦感觉有异物在皮肤上爬动，立即检查确认是否为山蚂蟥。休息时自己检查，或者请同伴帮助检查身上有无山蚂蟥爬行，发现衣服上有山蚂蟥，及时将它拿掉。

（4）正确处理吸血的山蚂蟥

发现山蚂蟥已经叮咬在皮肤上，不要紧张，应及时将其除去。刚刚叮在皮肤上的山蚂蟥，可采取猛击一掌的方法使其脱落。若没有脱落，用手指将它捉住扔掉。山蚂蟥身体表面有黏液，拿在手里常常粘在皮肤上，往往很难直接扔掉，可以用两个手指反复搓揉山蚂蟥，等它将身体收缩成一小团时，就很容易扔掉了。

也可以用一小滴风油精滴在山蚂蟥身上，或往山蚂蟥身体上撒盐，均能迫使山蚂蟥脱落。用浓盐水、肥皂水、烟汁、石灰水等撒在山蚂蟥身上，或用烟头火、打火机的火苗烘烤皮肤上的山蚂蟥，也能使其脱落。注意不要用手硬拉叮在皮肤上的山蚂蟥，因山蚂蟥的吸盘上有许多锐利的角质齿，硬拉容易使伤口扩大。

山蚂蟥吸血时会分泌一种阻止血液凝固的酶，使伤口流血不止。遇到伤口流血不止的情况，先用淡盐水清洗伤口，再用手指将伤口紧压数分钟，可以将血止住。伤口若不断流血，可用云南白药粉末、炭灰研末敷于伤口上，或用嫩竹叶捣烂后敷上。被山蚂蟥叮咬后，伤口一定要及时清洗，如果不及时清洗，伤口愈合会比较缓慢，而且伤口处会长时间发痒。

（5）其他防范措施

雨季进行野外调查或巡护，需要在野外露营时，宿营的地方应选择在比较干燥清洁，草丛和灌丛很少的开阔地点。如果露营地周围青草、灌丛较多，将它们割掉，并喷洒灭害灵等驱避剂。进帐篷前应仔细检查衣、裤、鞋、袜上有无山蚂蟥，如果有，将其清除干净后再进帐篷休息睡觉。

经过有水蚂蟥栖息的河流、溪沟时，可先在一处用木棍击水引诱水蚂蟥，而人则在另一处过河，涉水时应扎紧裤腿。

对于寄生蛭的防范是尽量喝烧开的水，或用过滤器处理过的水。万不得已必须喝生水时，要仔细检查水中是否有寄生蛭，确认没有后再喝。

二、防范蜱虫

1. 蜱虫习性与危害

蜱这个名字对普通公众而言很陌生，它是长相与蜘蛛有些相似的小虫。不同的地区，对蜱的有不同的俗名，云南叫它马鹿虱，四川叫它竹虱子或鹿子虱，东北地区叫它草趴子。蜱是这种动物的科学分类名称。一说到马鹿虱，云南很多人都知道，而且不少人被马鹿虱咬过。

与山蚂蟥喜欢潮湿的环境相反，蜱喜欢干燥温暖的环境。雨季和森林中潮湿的地方，是看不到蜱活动的。因此，各地发生蜱吸血的季节主要是夏天和旱季。在云南，2～5月是蜱的活动高峰期。这段时间在山野森林中活动，容易遭到蜱虫的叮咬。进入雨季的7～9月，在野外活动，基本不会被蜱虫叮咬。

蜱属于体外吸血的寄生虫，平时喜欢藏匿在地面的枯枝落叶下面，或树皮的缝隙中，也会爬在灌丛和树枝上。当人或动物经过蜱躲藏的地方，它就会爬上人体或动物身上，挑选皮肤柔软的部位叮咬吸血。因为蜱的个体小，颜色为土褐色，与枯枝落叶很相似，比山蚂蟥更具隐蔽性，不认真仔细观察，很不容易发现。

蜱虫叮咬在人体皮肤上吸血，将其去除十分麻烦，处理稍有不当，就会将它的螯肢留在体内，留在皮肤里的螯肢会定期发炎，让人产生恐惧心理。蜱还带有多种病毒，能传播疾病。最近十多年来，蜱叮咬导致人患病死亡的报道较多。

2. 做好个人防护

目前，尚无专门有效的化学驱避剂来对付蜱，通常使用较大剂量的灭害灵喷洒在裤管、鞋、袜、衣服、袖口、领口等部位，对蜱进行驱赶。

主要防范措施就是做好个人的防护。进入森林之前，穿上蚂蟥袜，再打绑腿，可以保护膝盖以下蜱不能钻进去。扎紧衣袖、裤管，虽然有一定作用，但不能确保蜱不会钻入衣裤内，因为蜱很小，身体扁平，能爬能钻，可以通过很小的缝隙钻到人体表面。

在森林中休息，不要靠在树干上或坐在枯枝落叶上，以免藏匿在这些地方的蜱爬进衣、裤内。应先清理出一块干净的地方再坐下休息。无论是休息或走路活动时，要随时注意感觉自己身体的皮肤表面有无异物蠕动或叮咬，一旦怀疑有异物在皮肤表面，马上检查确认。最好的办法是脱下衣服检查，而不是随意用手摸摸，感觉皮肤有异物蠕动的地方，因为一旦遇到干扰，蜱会藏匿在衣服里，等干扰消除后，它会继续活动吸食血液。

3. 正确处理蜱虫叮咬的方法

一旦发现蜱虫已经叮在皮肤上，不要慌张，先观察蜱是刚叮上去还是已经叮了很久时间。如果是刚刚叮上去的，蜱的颜色是灰白色或土褐色，身体扁平，体内没有吸入的人体血液。对刚刚叮在皮肤上的蜱，可以抓住蜱的腹部往外轻轻地拉，试试能否将蜱虫拔出来，一次拉不出来，可以多试几次，注意不要用猛力，这时蜱的螯肢进入皮肤不深，一般可以将蜱拔掉。切记不能用力过度，将蜱的螯肢从头部拉断，留在皮肤伤口里。

蜱若在皮肤上叮咬很长时间了，它的体表颜色会变成灰黑色，腹部变成圆球形，体内有较多吸入的血液。已经在皮肤上叮了较长时间的蜱，切不可用力猛拉。因蜱的头部进入皮肤后，假头上的螯肢倒钩已经紧紧地钩住皮肤，用力过猛容易将蜱虫拉断，把螯肢留在皮肤内。蜱的螯肢细小，不易察觉，遗留在皮肤里的螯肢会反复引起患处化脓红肿，身体发烧。云南山区部分群众由于不懂这个道理，被蜱虫叮咬后，拔除蜱虫时很容易把螯肢留在皮肤内，他们误认为被咬后会疼很长时间。所以被蜱虫叮咬过的群众常说："被马鹿虱咬了，要疼三年。"

对于在皮肤上叮咬了很长时间的蜱，可以先用风油精、万金油之类的刺激性药物，在蜱叮咬的皮肤周围抹上一圈，不要直接把药液涂抹在蜱的身体上，先试着看看它能否因气味刺激感到不适，如果能自行脱落最好。如果不能自行脱落，试着用手轻轻往外拉，要拉一下，放一下，反反复复，轻轻地往外拉，直到把蜱完整的拉出来为止。如果能将蜱虫固定，像拧螺丝一样，朝一个方向旋转着往外拉，比较容易将它拉出来。

可以用镊子夹住蜱的螯肢将其拔出来；或用细线拴住蜱的螯肢往外拉；也可以使用卡片推动蜱的螯肢将其弄出来。具体方法见本章插图所示。

如果不小心把蜱的螯肢和假头拉断留在皮肤里，应用消过毒的手术刀片把伤口略微扩大，用镊子或针把蜱的螯肢和假头弄出来，然后用碘酒或消毒酒精对创口进行消毒处理。

三、防范蚊虫叮咬

1. 蚊子种类与危害

蚊虫由于没毒，人们对它的叮咬比较轻视。但在某些特殊情况下，蚊虫叮咬会导致严重问题。例如二战中，一位美国飞行员迫降在新几内亚的沼泽地里，他离空军基地只有 32 千米。他把所有的个人装备都留在飞机上，决定步行回基地。36 小时以后，搜索部队离他出发的地点只有 5 千米远的地点发现了他，飞行员身体大半部陷在沼泽里，露在水面的头部叮满了蚊子。当时他已完全衰竭，救援人员用担架才把他抬回基地。

蚊子不仅吸人血使人体衰弱，还能传播一些热带传染病，尤其是疟疾。千万不可掉以轻心。吸血并传播疟疾的蚊子主要有 3 种，分别是库蚊、伊蚊和按蚊。蚊子主要在夜间活动，但在阴暗潮湿的森林和人迹罕至的草原沼泽，蚊子白天也活动。

在热带和亚热带地区，还有一种学名叫蚋的小血吸虫，俗称小咬或沙蚊子。它们成群叮咬在人的裸露皮肤上吸血，叮咬后的伤口经常鼓包瘙痒。

2. 防范措施

（1）涂抹驱蚊剂

为避免蚊子叮咬，可以在皮肤表面涂上驱蚊剂。驱蚊剂可以在市面上买到，涂用一次能维持几小时。昆虫驱避剂分为水剂与油剂两种，油剂的作用时间较长。

（2）使用防蚊帽

可以用戴防蚊帽的方法，避免被蚊子叮咬脸部。防蚊帽的形状和原理，与养蜂人用的防蜂蜇帽一样。已有工厂生产配备给部队使用。这种军用防蚊帽可以在销售军用被服的商店里买到。也可以自己动手用尼龙薄纱制成防蚊头罩，对头部防蚊的效果比较理想。

（3）熏烟防蚊

夜间露营如无其他驱蚊办法时，生一堆篝火用烟熏驱赶蚊子，也有一定效果。但在森林中须十分小心，以防发生火灾。

3. 蚊虫叮伤口处理

被蚊子叮咬后，尽量不要用手抓患处。在患处涂上清凉油或风油精，每天涂抹 3~5 次即可。六神花露水对治疗蚊子叮咬效果也很好。

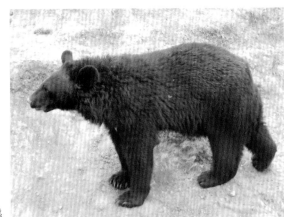

亚洲黑熊

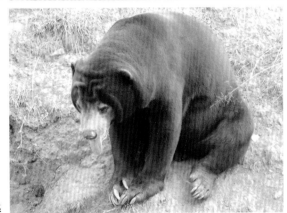

马来熊

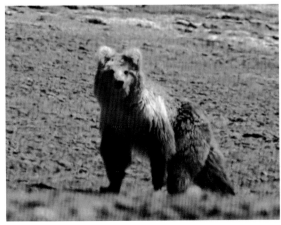

棕熊

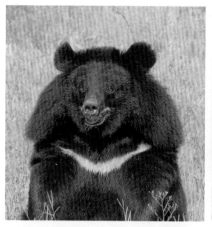

亚洲黑熊胸部有明显的"V"形斑

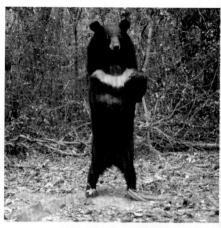

亚洲黑熊经常站立查看周围环境

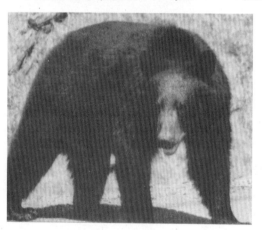

发怒的亚洲黑熊

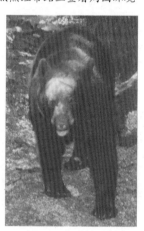

情绪紧张的亚洲黑熊

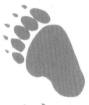

后足足印

亚洲黑熊的典型足印

前足足印

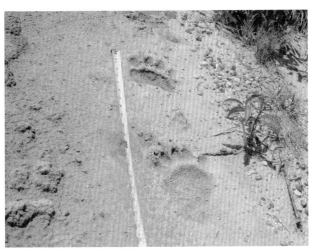

亚洲黑熊在沙地上的足迹

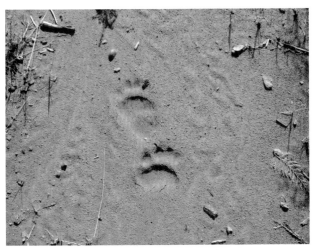

亚洲黑熊在沙地上的足迹

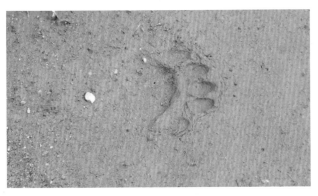

亚洲黑熊在泥地上的足迹

3

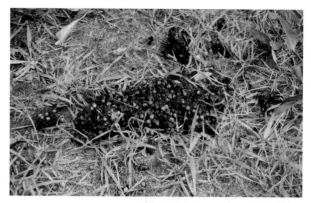

亚洲黑熊粪便

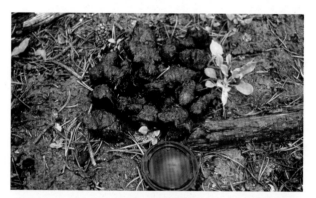

亚洲黑熊粪便

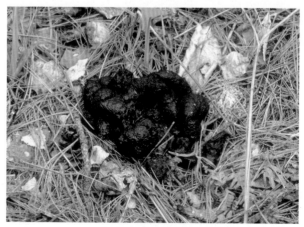

亚洲黑熊粪便

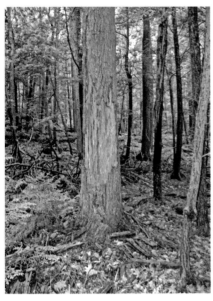

亚洲黑熊取食痕迹

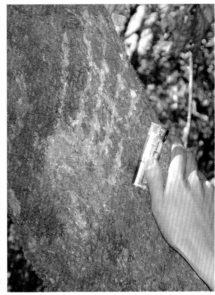

亚洲黑熊前爪抓痕

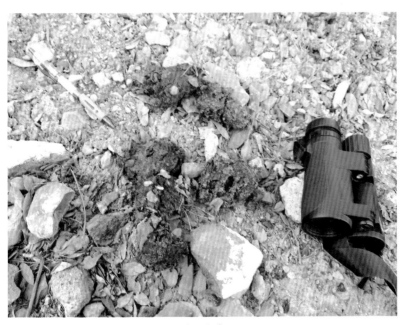

亚洲黑熊粪便

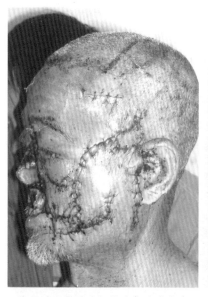
被亚洲黑熊严重抓伤脸部的受害者

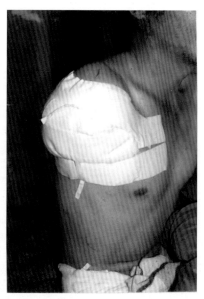
被亚洲黑熊咬掉胳膊的受害者

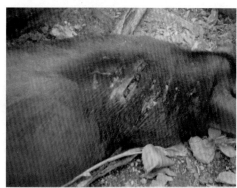
被亚洲黑熊咬死的家猪

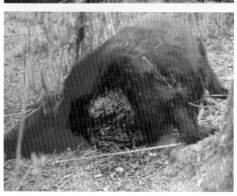
被亚洲黑熊咬死的牛

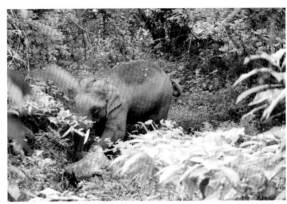

在森林里活动的雄性独象

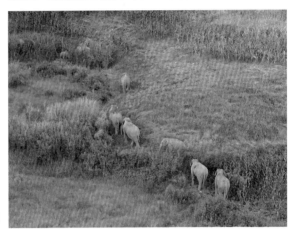

在玉米地取食的象群

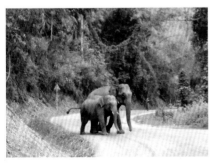

穿越公路的野象

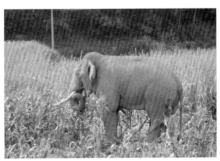

在玉米地取食的雄性独象

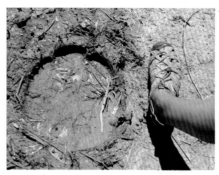

野象留在泥土上的足迹

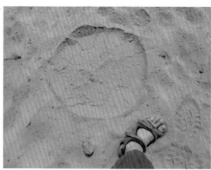

野象留在尘土上的足迹

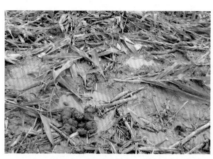

野象粪便

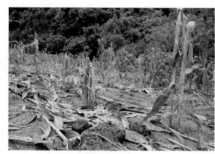

被野象践踏的玉米地

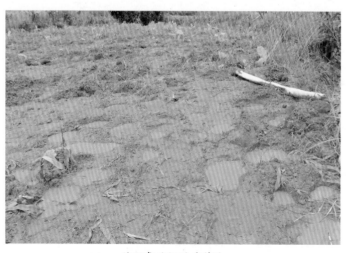

被野象破坏的香蕉地

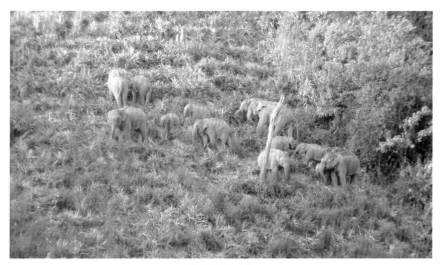

象群取食菠萝

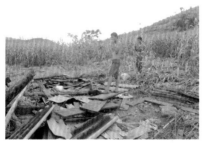

被野象捣毁的窝棚

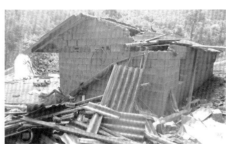

被野象毁坏的房屋

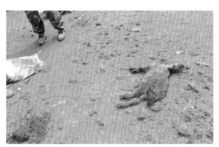

被野象杀死的山羊

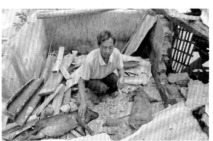

被野象杀死的家猪

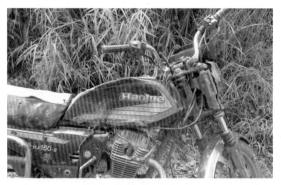

被野象踩坏的摩托车

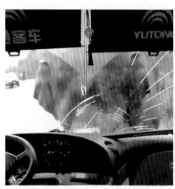

野象撞破客运班车的玻璃

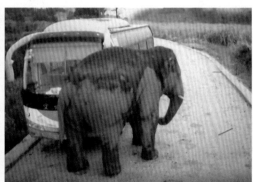

野象阻拦客运班车

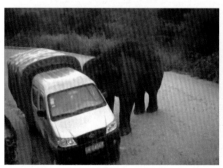

野象破坏微型卡车

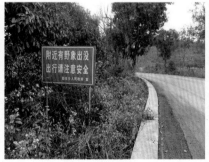

提醒公众的警示牌

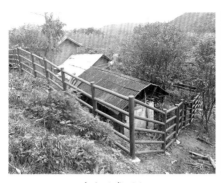

房舍防象围栏　　　　　　　　村寨防象围栏

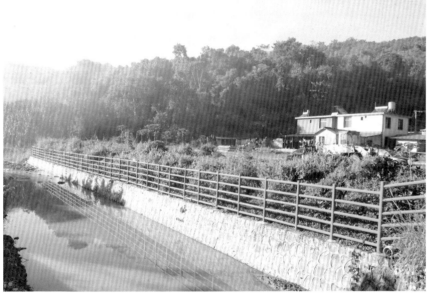

村寨防象围栏

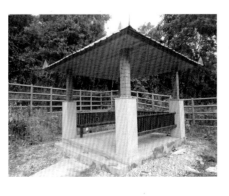

用围栏保护的避象亭

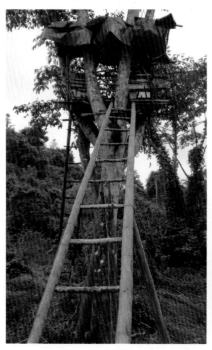

建在大树上的避象棚

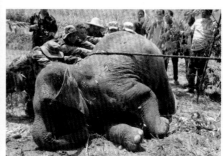

救助生病的野象

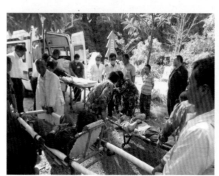

救助被野象攻击的游客

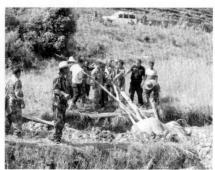

救助陷在泥地中的野象

防范野猪伤害

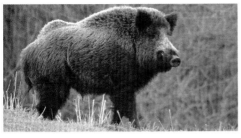

雄性野猪

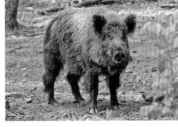

野猪的嘴和獠牙是攻击的主要武器

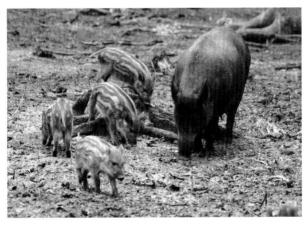

母野猪和小野猪

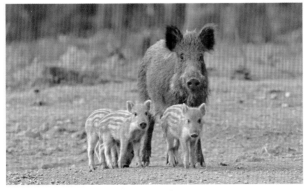

带崽的母野猪警惕性高，更具攻击性

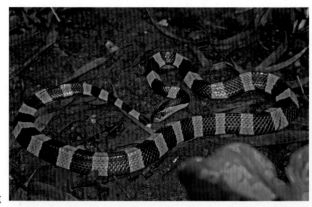

金环蛇

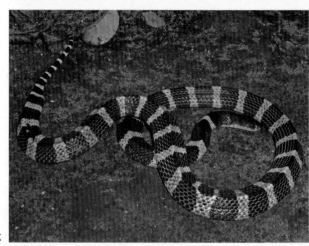

银环蛇

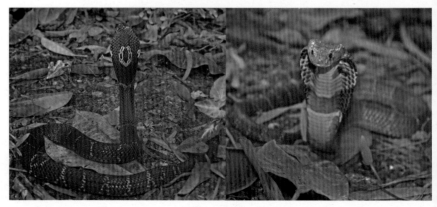

舟山眼镜蛇

14

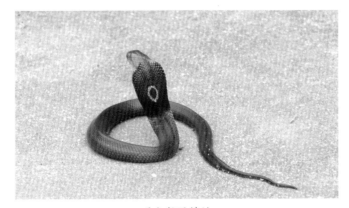

孟加拉眼镜蛇

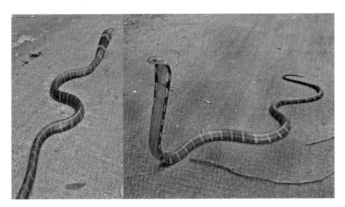

眼镜王蛇

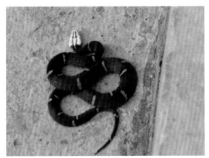

白头蝰

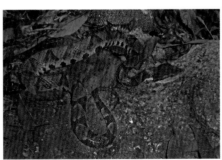

尖吻蝮

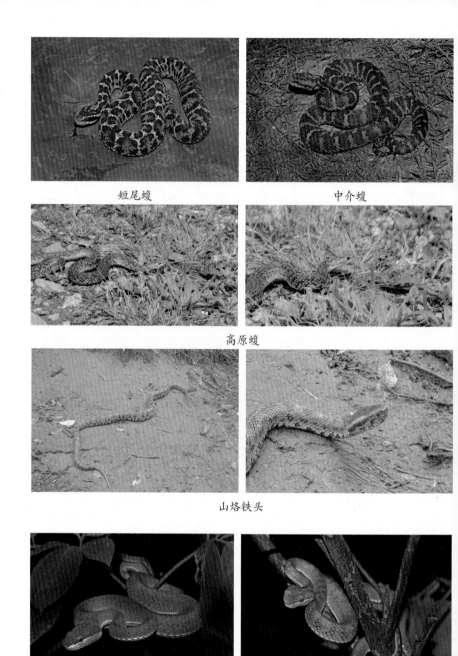

短尾蝮　　　　　　　　　　　　中介蝮

高原蝮

山烙铁头

白唇竹叶青蛇　　　　　　　福建竹叶青蛇

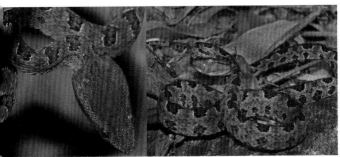

尖鳞原矛头蝮

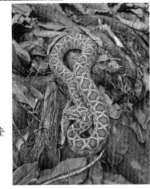

圆斑蝰

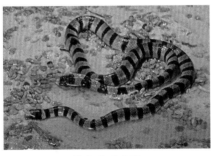

蓝灰扁尾海蛇

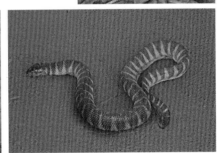

平颌海蛇

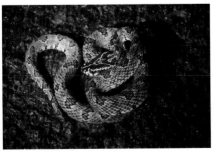

菜花原矛头蝮（a）

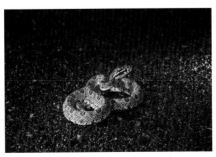

菜花原矛头蝮（b）

17

◎蛇伤牙痕和结扎示意图

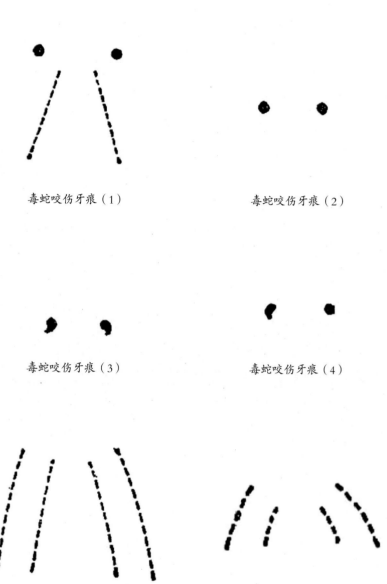

毒蛇咬伤牙痕（1）

毒蛇咬伤牙痕（2）

毒蛇咬伤牙痕（3）

毒蛇咬伤牙痕（4）

无毒蛇咬伤牙痕（1）

无毒蛇咬伤牙痕（2）

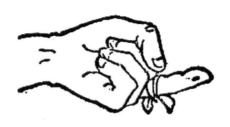

手指咬伤结扎部位示意图

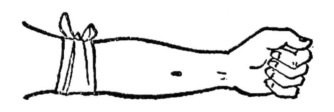

手臂被咬结扎部位示意图

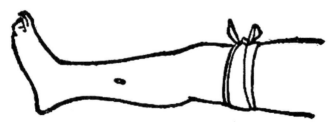

小腿被咬结扎部位示意图

◎治疗蛇伤草药

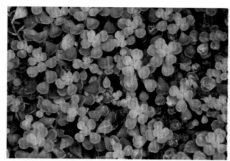

凹叶景天

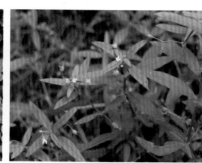

白花蛇舌草

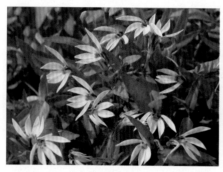

半边莲 1

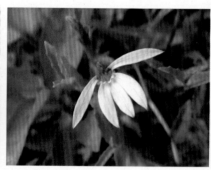

半边莲 2

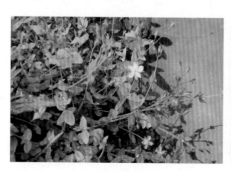

地耳草

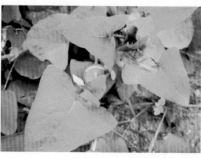

杠板归

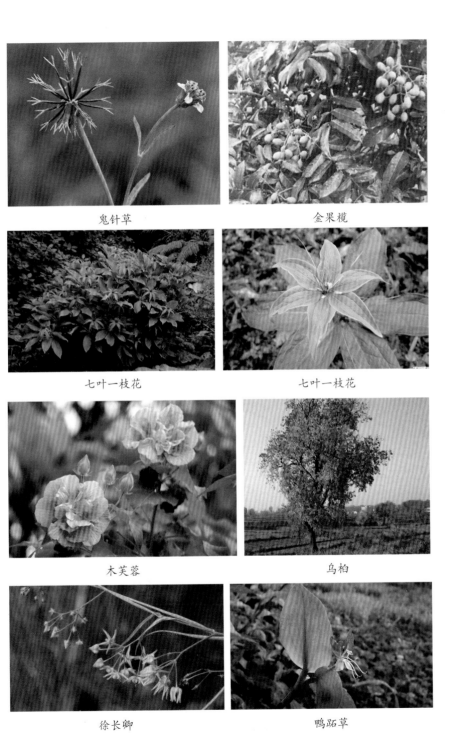

鬼针草

金果榄

七叶一枝花

七叶一枝花

木芙蓉

乌桕

徐长卿

鸭跖草

21

防范有毒动物伤害

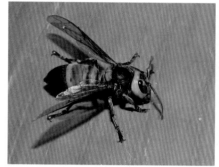
黑尾胡蜂

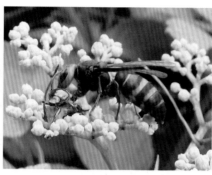
中华大胡蜂

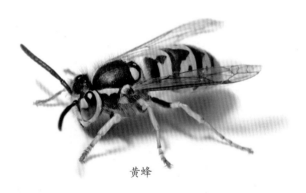
黄蜂

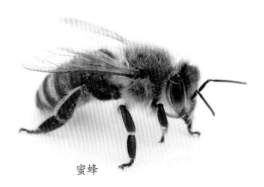
蜜蜂

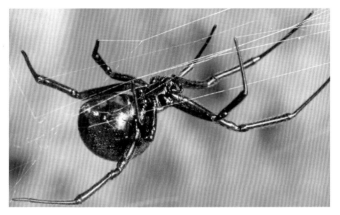

红斑狼蛛

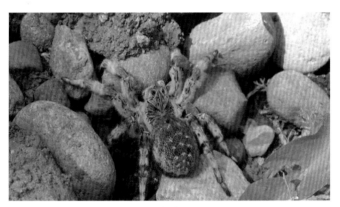

狼蛛

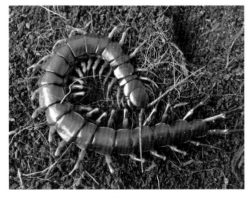

蜈蚣

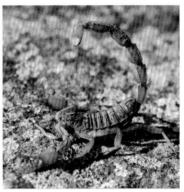

蝎子

防范吸血动物伤害

◎ 防范蚂蟥

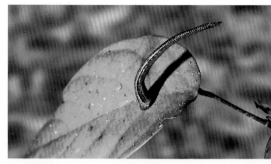

山蚂蟥之一种

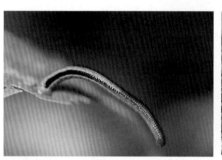

山蚂蟥之一种

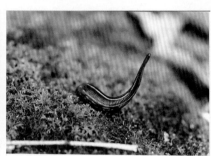

山蚂蟥之一种

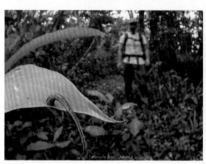

在叶片上等待行人靠近的山蚂蟥

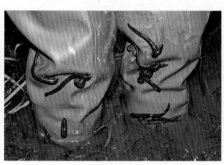

水蚂蟥

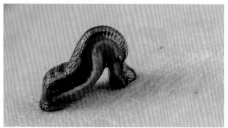

吸附在皮肤上的山蚂蟥

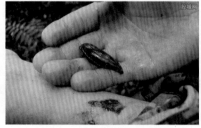

吸饱血后脱落的山蚂蟥

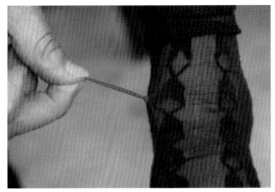

山蚂蟥可以隔着丝袜吸食血液

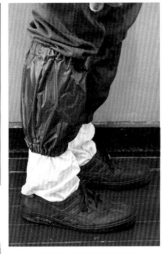

蚂蟥袜的穿着方式

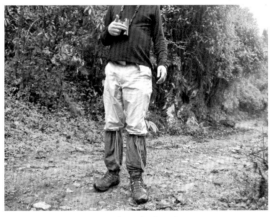

蚂蟥袜的穿着方式

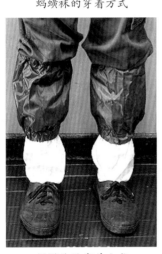

蚂蟥袜的穿着方式

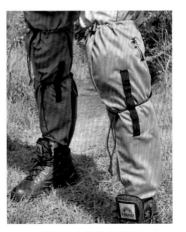

防护到大腿的蚂蟥袜

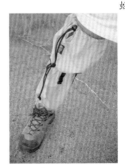

防护到大腿的长蚂蟥袜

◎防范蜱

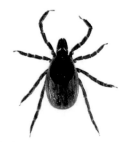
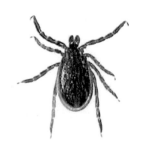

鹿蜱（*Ixodes scaularis*) 雌性成虫　　鹿蜱（*Ixodes scaularis*) 雄性成虫

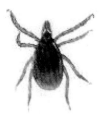
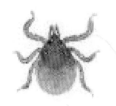
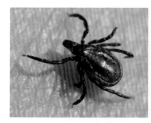

鹿蜱（*Ixodes scaularis*）若虫 鹿蜱（*Ixodes scaularis*）幼虫　在人类皮肤上的蜱

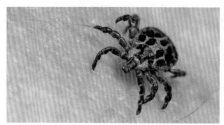
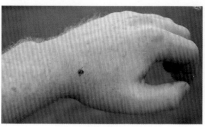

在皮肤上爬行的蜱　　　　　　　叮咬在皮肤上的蜱

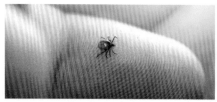
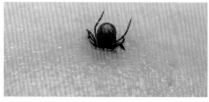

在手指上爬行的蜱　　　　　　　叮咬在皮肤上吸血的蜱

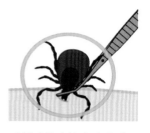

用镊子拔出蜱步骤（1）

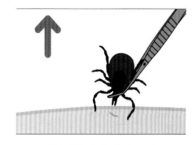

用镊子拔出蜱步骤（2）

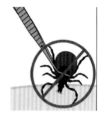

用镊子拔出蜱的错误方法

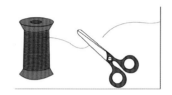

用线拔出蜱步骤（1）

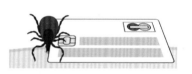

用信用卡拔出蜱步骤（1）

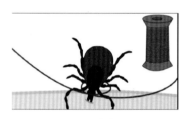

用线拔出蜱步骤（2）

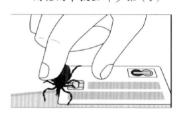

用信用卡拔出蜱步骤（2）

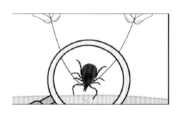

用线拔出蜱步骤（3）

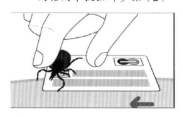

用信用卡拔出蜱步骤（3）

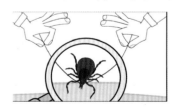

用线拔出蜱步骤（4）

◎防范蚊子

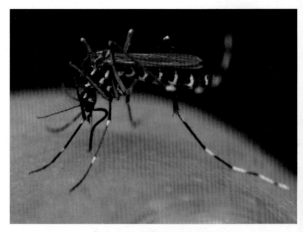

在皮肤上准备吸血的蚊子

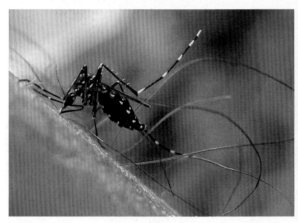

正在吸血的蚊子

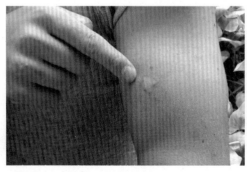

蚊子吸血后伤口形成的疙瘩

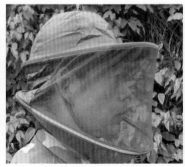

野外工作戴防蚊帽防蚊